供药学、药品生产技术、药品质量与安全等专业用

药品生物检定技术实验实训

第 2 版

主　编　兰作平　张亚红

副主编　王丽娟　唐　倩　李　强

编　者　（按姓氏笔画排序）

王丽娟（重庆医药高等专科学校）

牛晓东（重庆医药高等专科学校）

甘淋玲（重庆医药高等专科学校）

石　磊（重庆医药高等专科学校）

兰作平（重庆医药高等专科学校）

刘应杰（重庆医药高等专科学校）

李　艳（重庆医药高等专科学校）

李　强（重庆第二师范学院）

杨　宪（重庆师范大学）

张亚红（重庆医药高等专科学校）

张道林（重庆医药工业研究院）

陈　竹（重庆食品药品检验检测研究院）

徐颖倩（重庆医药高等专科学校）

唐　倩（重庆医药高等专科学校）

谭　韬（重庆医药高等专科学校）

中国医药科技出版社

内容提要

　　本教材是"校企合作，工学结合"特色教材。内容主要包括四个模块，即药品检验的分类、标准和程序，药品生物检定基本技术，药品生物检定技术实训，综合实训等。本教材以《中国药典》（2015 年版）为药品生物检定技术的根本标准，融入了行业和企业的基本操作规范，注重体现职业教育紧密联系实际工作岗位的基本要求，以实训为主体，以基本理论为辅助，以工作过程为主线编排实训项目的内容，充分体现了职业教育的职业性、实践性、开放性特点。可供全国高职高专药学、药品生产技术、药品质量与安全等相关专业教学使用。

图书在版编目（CIP）数据

药品生物检定技术实验实训 / 兰作平，张亚红主编 . —2 版 . —北京：中国医药科技出版社，2018.5（2025.1 重印）
ISBN 978 - 7 - 5214 - 0190 - 5

Ⅰ. ①药…　Ⅱ. ①兰…　②张…　Ⅲ. ①药品检定 - 生物检验 - 教材　Ⅳ. ①R927

中国版本图书馆 CIP 数据核字（2018）第 075761 号

美术编辑　陈君杞
版式设计　南博文化

出版　中国医药科技出版社
地址　北京市海淀区文慧园北路甲 22 号
邮编　100082
电话　发行：010 - 62227427　邮购：010 - 62236938
网址　www.cmstp.com
规格　787×1092mm $^1/_{16}$
印张　9 $^3/_4$
字数　195 千字
初版　2014 年 1 月第 1 版
版次　2018 年 5 月第 2 版
印次　2025 年 1 月第 2 次印刷
印刷　北京京华铭诚工贸有限公司
经销　全国各地新华书店
书号　ISBN 978 - 7 - 5214 - 0190 - 5
定价　**29.00 元**

近年来，因我国各制药企业发展水平参差不齐，与发达国家的医药业相比还存在较大的差距，不少制药企业的药品，尤其是注射液，不断出现严重的不良反应，甚至危及人们的生命财产安全。自 2002 年以来，我国食品药品监督管理部门加强了药品监督管理与安全性检查的力度，药品的安全性检查被规定为强制性必检项目。但是，目前药品生物检定技术人员却十分稀缺。为了弥补这一人才缺口，国内很多医药类高等院校均把药品生物检定技术作为一门课程，从药物分析中独立出来。

药品生物检定技术是高职高专院校药学、药品生产技术等专业的一门重要的专业必修课程，其技术实践性和应用性极强，是培养药品质量检测技术、生物制药技术等领域专门人才的一门关键课程。本课程开设的目的在于培养学生在制药企业、药品检验机构、药品研发机构等的化验室从事药品的生物安全检验工作的能力，通过本课程的系统学习与训练，使学生基本掌握药品生物安全检验的基本理论知识和方法，具备扎实的基本实验操作技能（包括正确进行培养基配制、无菌操作、菌检等实践动手能力），以及初步具备对药品进行生物检测和独立进行药品药理毒理试验的能力，还应具备对药典规定的药品进行生物检定的基本技能，且能从事与本技能相关的各项工作，主要包括：无菌室空气质量的评价、无菌检查、微生物总数的测定、控制菌的检查、螨类的检查、抗生素效价的测定、升降（压）药物的检查、异常毒力检查及细菌内毒素的检查等。

本教材基于高等职业教育的特点，本着"任务导向，项目驱动，工学结合"的教育教学理念，以实训为主体，以基本理论为辅助，以工作过程为主线编排实训项目的教学内容，以常见药品为工作载体，保证了在实训过程中对理论知识融会贯通，利于学生在贴近真实的工作场景中不断提高实际工作能力，较好地体现了实际工作岗位的需要、教育教学的需要和社会的需要。

本教材主要包括四个模块，即药品检验的分类、标准和程序，药品生物检定基本技术，药品生物检定技术实训，综合实训等。其主要的特色在于：①内容上的创新，本教材依据《中国药典》（2015 年版）并融入了行业和企业的基本操作规范，注重体现职业教育要紧密联系实际工作岗位的基本要求。②本教材采用"模块化"编排思路，由多个相关或相对独立的教学内容组成基本"单元"，并最终构成一个教学模块。③充分体现了职业教育的职业性、实践性、开放性要求。

本教材在编写过程中参考了部分教材、著作和相关文献，并从中借鉴了很多有益的内容，在此向有关的作者和出版社一并致谢。

由于编者水平有限、编写时间仓促，难免有不足之处，敬请使用本教材的各位专家、同行及学生批评指正。

编　者
2018 年 4 月

第一部分 | 绪 论

第一节 药品生物检定技术的范围与任务

药品是指用于预防、治疗、诊断人类疾病，有目的地调节人体生理功能并规定有适应证或者功能主治、用法和用量的物质，是一种关系人类生命健康的特殊商品，主要包括中成药、中药材、中药饮片、化学药物及其制剂、抗生素、生化药品、血清、疫苗、血液制品、放射性药品和诊断药品等。药品的特殊性决定了对其进行质量控制的重要性，全面控制药品的质量与临床疗效、人类的健康水平密切相关，对于促进人类健康，提高人们生活质量具有重要意义。而药品检验，尤其是药品生物检定是保证药品质量的重要环节，并为药品的生产、销售、使用和研究过程中的监督管理等环节提供了重要的技术支撑。药品生物检定是一项技术性很强的工作，因此，准确、熟练掌握药品生物检定的方法与提高药品生物检定的技术水平对于保证药品质量十分重要。

药品生物检定技术指的是利用药物对生物体，包括整体机体、离体组织、微生物和细胞等，所产生的药理作用或者毒理作用以及其他反应来测定药品的有效性（即生物活性或效价）、安全性（即毒性或某些有害物质限度检查、无菌和控制菌检查），研究药物的量效关系，是反映药品的临床功能、效价和安全的一门学科。它是一门综合性实验技术学科，主要是以药物的药理作用和生物学方法为基础，以生物统计为工具，采用特定的实验设计与对比检定方法或其他方法（如微生物法）来进行多种反应、实验和检查，最终根据实验结果评价或评定药品的有效性、安全性。

由于药品是一种不同于一般产品的特殊商品，因而其质量特性必须同时具有有效性、安全性。而药品有效性必须是指疗效确切，且含有某些或某种特定的有效活性成分且达到一定的浓度含量。凡不能用理化方法测定其含量或有效成分或虽用理化方法测定，但不能真实反映临床实际应用价值的药物效价测定，均可用生物检定法进行。其原理是利用药物效价（浓度）在一定范围内，其药理作用随着浓度的增加而增强，即在一定条件下存在直线关系，把供试品和标准品在一定条件下进行比较，计算出供试品的效价。这种利用药物对生物体的作用，选择适当的反应指标（如抑菌圈直径、升降血压指标等）将药物的供试品（T）与标准品（S）在相同条件下进行对比，以检定 T 的效价（或毒力）的方法称为对比检定。在药品生物检定中所选择的药理作用必须要能反映所含主要有效成分的作用，但也不一定是指该药物在治疗上的作用。因此，药品生物检定的主要任务是指药品的效价测定和安全性检查。归纳起来，药品生物检定技术的主要任务和应用如下。

1. 药品的效价测定 药品的效价测定是生物检定的一项基本任务。《中国药典》

（2015 年版）规定了激素类药品的生物检定法、抗生素的微生物效价测定法，此外还收载了菌苗、疫苗、抗毒素、内毒素等的效力测定法。

此外，部分新药在临床试用阶段，因无法找到合适的理化检验方法来控制其质量，可根据生物检定的原理，从系统的药理作用中确定一种能代表临床疗效或毒性反应的指标，从而建立能控制质量的生物检定方法。部分天然药物、血清、疫苗及血液制品等，由于其分子结构复杂或成分复杂，无法用理化检验方法测定其中某一单一成分，则只能采用生物检定法。如天然的催产素和加压素都是已知结构的多肽类化合物，而人工合成的催产素和加压素则混杂有极微量的戊肽，要控制其内在质量就不能单纯依靠理化检验方法，而必须采用生物检定法。另外，尽管一些药物的理化性质清楚、结构明确，但由于其构型不同，在生物体上可能呈现出不同的活性，也可采用生物检定法来控制质量。

2. **药品安全性检查**　药品安全性检查是确保药品质量的重要手段。2015 年版《中国药典》规定有多种药品均要进行安全性检查，以保证药物安全、有效。

无菌制剂（含各种注射液、眼部用制剂、外伤用制剂、外科用敷料、植入剂、可吸收的止血剂等）均不得检出活菌。部分药品需进行有害物质的检查，如降压物质和升压物质检查、异常毒性或特性毒性检查、热原检查、葡萄糖锑钠毒力检查、细菌内毒素检查、过敏物质的过敏反应检查、溶血与凝集检查等。非无菌制剂（口服片剂、胶囊剂、液体制剂等）需进行微生物限度检查，药品中不得含有控制菌，且其染菌量不得超过一定限度。

3. **检验方法的核对和标准品或对照品的标定**　有些药品理化性质虽然非常明确，也建立了相应的理化检验方法，但这些方法是否可靠只有用生物检定法来核对，这主要是由于药品生物检定反映出的生物活性与临床疗效在很大程度上是相一致的，而某些理化检验方法并不一定与临床的疗效相平行，它只反映出药品某一方面的理化性质。

4. **神经介质、激素及其他微量生理活性物质的测定**

5. **中药及其制剂质量的控制**

6. **新药的寻找及其活性研究**　药品安全性的检查和效价测定是药品生物检定技术的主要用途，而其余几点用途则是在新药研发、中药制剂研究时才会应用，本章在此不详细阐述。另外，本教材对生物制品、血液制品及不能用化学测定效价的部分生化制剂方面的生物检定也不予论述。

第二节　生物检定用标准物质和供试品

一、标准物质

（一）标准物质的概念

部分药品在定性、定量方面及其在生产、供应、贮存、使用过程中所发生的变化，常常难以单纯用某些参数加以确认和控制，当没有合适的参数评价药品的质量或者单凭一些参数不能保证药品的有效性和安全性时，就需要采用实物对照。因此，在药品检验工作中我们经常会用到一种用来检查药品质量的特殊参照物，即药品标准物质，也称标准品或对照品，它是作为确定药品真伪的对照标准，也是控制药品质量必不可少的工具。

1. 药品标准物质 药品标准物质是执行药品标准的基础，是药品检验中使用的实物对照物质，它是用于检查药品质量的一种特殊专用量具，具有确定特性量值，是一类与其他领域标准不同的特殊标准物质，可用于校准设备、评价测量方法或者给供试药品赋值。根据测定方法和使用对象的不同，将药品标准物质分为生物标准物质和化学标准物质两类。再根据使用要求的不同，上述两类标准物质又分为国际、国家、工作用三级标准物质。

2. 生物标准物质 生物标准物质是指用于那些不能用化学或物理量表示强度，而只能用生物方法测定效价的品种。它是在用生物方法进行检验时，不同操作者在不同时间、不同地点、不同条件得到的效价或活性结果相对一致性的一种工具。只有在被测物质纯度提高，结构明确，用理化方法控制质量分析的条件成熟以后，该品种的化学测定用标准物质才应建立，生物标准物质才因完成其使命而被停用。

生物标准物质效价单位是生物检定中表达药物效力强弱或活性物质含量的一种公认的计量单位，每种对比用的标准品都有法定的效价单位含义，以资统一。目前我国生物标准品的生物活性统一采用世界卫生组织（WHO）通用的国际单位（IU）或单位（U）表示方法。而最初采用的是动物单位，即在规定的实验条件下，把对于某种动物产生一定程度的药理反应的药量作为该药品的效价单位（如洋地黄可有蛙单位、猫单位），如胰岛素的一个国际单位定义为能使一定条件的实验家兔血糖下降到45mg/100ml 血所需胰岛素的最少量。而有些则是经专家协议规定一定质量的药品作为一个效价单位，如脑垂体后叶缩宫素的效价规定为每 0.5mg 相当于一个国际单位。

以上无论是用何种方法确定的效价单位，只要一经确定，以后就不会再变更且原来确定单位的定义将不再起作用，这时的一个国际单位仅仅只有生物效价上的相对意义，即供试品与标准品对于某些生物体产生相同反应时供试品的用量，可以用相应标准品的效价单位数来标示，也就是指一个国际单位的供试品有产生一个国际单位标准品相同的特定生物反应的含义。

（二）标准品

标准品是指用于生物检定、抗生素或生化药品中含量测定或效价测定的标准物质，以效价单位（U）或质量单位（μg）表示，如硫酸链霉素标准品、胰岛素标准品等。

1. 国际标准品（IS）与国际参考品（IRP） 国际标准品是由 WHO 邀请有条件的国家检定机构或药厂参与协作标定后，最后由生物检定专家委员会通过决定的标准品。国际标准品供各国检定国家标准品时做对照用，一般不用于常规检查。

这些由生物检定专家委员会通过决定，用来表示药物效价强度的单位即称国际单位，通常用 IU/ml、IU/mg、IU/安瓿表示。此外，自 1958 年起又建立了第二类标准品，它是一类不用国际单位表示效价的国际参考品。两者总称为生物标准物质。

2. 国家标准品　国家标准品是指由国家指定的机构选定一批性质完全相同的药品与国际标准品进行比较，确定出它的效价后，统一向全国的检定机构、生产单位、科研教育机构分发，作为检定产品效价时使用。我国是由中国食品药品检定研究院负责统一组织制备、研究、标定，在确定效价后，向全国各使用单位分发。标准品制备过程中必须严格考查其同质、均一、准确和稳定性。一般制成干燥粉末，熔封于装有惰性气体或真空的安瓿里，或者准确定量分装后冷冻干燥，标准品应按规定条件保存。

3. 工作参考品　工作参考品则通常是由产品的研制、生产单位自己制备，仅供内部使用。

二、供试品

供试品是供检定用的样品，可以是制剂，也可以是原料药或半成品，它的活性组分应与标准品基本相同。按存在状态不同，供试品可分为固体供试品、半固体供试品和液体供试品等，检定时都需配制或稀释成一定浓度的供试液。各供试品所含活性成分的性质及制剂类别不同，供试液的制备方法亦各异，一般都需制备成与标准品溶液浓度相当的供试液。不同药品、不同检定方法供试液的制备要求不尽相同，详细内容见本教材的相关章节。

第三节　药品生物检定技术的基本要求及课程学习方法

一、基本要求

1. 必须对人民健康具有高度的责任感，同时必须树立高度的药品质量意识，要充分认识到药品质量是医药行业、企业一切活动的核心，是医药企业的生命，必须认真把好药品生产的质量关，为人们的安全用药做好保障工作。

2. 要有严谨的科学态度，必须熟练掌握药品检验实验室的安全知识，熟悉药品检验的业务知识、常用仪器设备的性能与使用方法、相关试药的理化性质，具有独立开展药品检验工作的能力，能运用所学的专业知识及时解决药品检验技术上的各种问题。

3. 检验开始前要全面了解待检药品的质量标准、检验方法，充分做好检验准备工作，开展药品检验工作时要做到专心、细心和耐心，要有良好的工作习惯，养成科学严谨的作风。

4. 药品检验工作必须严格遵照请验、取样、检验、报告和结果判定等有关程序和操作规范进行。规范各项检验记录，以确保做到药品检验的准确性、公正性及权威性。

5. 药品生物检定人员上岗前必须经过专业技术培训，使其具备扎实的基础理论知识和实际操作技能，并经过考核合格后，由相关部门发放药品检验人员上岗证后方可上岗从事药品生物检定工作。

二、药品生物检定技术实训课的学习方法

药品生物检定技术是一门专业性、实践性、综合性很强的学科，故在学习本课程时，一定要处理好本学科和其他学科的关系。在学习过程中除了要了解一般的学习要求与方法之外，还要结合专业的特点进行学习。现提出以下学习要求和方法，供学习者参考。

1. 掌握好本专业课程中的相关基本概念与基本原理等基础理论知识，并能融会贯通，联系实际，加以应用。

2. 熟练掌握有关实验的基本操作与方法，学会对实验现象进行分析、总结、报告，具体要求可参阅实验指导的要求。

3. 实验操作要严格按《中国药典》要求或实验指导要求进行操作，认真细致地进行观察，避免和减少生物检定实验因生物差异性而受到的影响，通过实验操作培养良好的实验工作作风和工作道德观念。

4. 在学习上要密切联系过去所学的微生物学、药理学知识，尤其是本课程中的药品无菌检查、抗生素效价测定、控制菌检查等与微生物学密切相关。要树立无菌操作观念，结合微生物学知识掌握有关的实验操作。

5. 掌握生物检定统计有关的运算、可靠性测验的统计处理；并能运用统计学的知识分析、处理实验数据，分析误差原因，进行报告。对数据的处理分析要多通过例题、习题的计数器计算与微机上机练习来熟练地掌握。

在学习本专业课时，处理好以上的关系后，认真学习，注意听讲，加强实际操作与课后复习与练习，就一定能学好本课程，为今后从事药品生物检定技术打下牢固的理论与实践基础。

附：生物检定技术常用符号

在药品生物检定技术中，经常会碰到如表1-1、表1-2所示的一些常用符号，掌握并熟记了这些符号，对学习本课程将很有帮助。

表1-1 常用数学符号

序号	符号	中文名称
1	M	S和T的对数等反应剂量之差，即效价比值（R）的对数，$M=\lg R$
2	m	平行线测定法各剂量组内反应的个数或动物数
3	n	S和T反应个数之和
4	n_s	最小效量法S反应的个数
5	n_T	最小效量法T反应的个数
6	P	概率
7	P_T、P_U	供试品（T）、（U）的测得效价
8	R	S和T的等反应剂量比值
9	R	缺项所在行反应值之和

序号	符号	中文名称
10	r	S 和 T 相邻高低剂量比值
11	S	标准品
12	s	样本标准差
13	σ	总体标准差
14	σ^2	总体方差
15	S_1、S_2……	平行线测定标准品（S）各剂量组反应值之和，等于 S 各剂量组的 $\sum y(k)$
16	S_M	M 的标准误或估计标准误
17	s^2	实验的误差项或样本方差
18	T_1、T_2……	平行线测定供试品（T）各剂量组反应值之和，等于 T 各剂量组的 $\sum y(k)$
19	T	可信限计算用 t 值
20	U_1、U_2……	平行线测定供试品（U）各剂量组反应值之和，等于 U 各剂量组的 $\sum y(k)$
21	U	供试品的效价单位
22	V	平行线测定技价计算用数值
23	W	同 V
24	W'	合并计算中为各次实验结果的权重
25	W_C	权重系数
26	nW_C	权重
27	$\bar{x}$	平均数
28	x	自变量
29	μ	总体均数
30	x	对数剂量，$x = \lg d$
31	x_S	S 的对数剂量或 S 的对数最小效量
32	x_T	T 的对数剂量或 T 的对数最小效量
33	$\bar{x}_S$	直接测定法中，S 组对数最小效量的均值
34	$\bar{x}_T$	直接测定法中，T 组对数最小效量的均值
35	A	S_M 计算公式中的数值
36	y	反应或其规定的函数
37	y_a、y_m	特异反应所在组的两极端值
38	$\sum$	总和
39	$\sum y(k)$	S 和 T 各剂量组反应值之和
40	$\sum y(m)$	S 和 T 各剂量组内各区组反应值之和
41	χ^2	卡方
42	p	S 和 T 的效价比值
43	k, k'	S 或 T 的剂量组数
44	K	S 和 T 的剂量组数和
45	J_1, J_2	特异性反应剔除用 J 值
46	I	相邻高低剂量比值的对数 $I = \lg r$
47	H_0	测验假设
48	g	回归的显著性系数

序号	符号	中文名称
49	G	缺项补足式中除缺项外各项反应值之和
51	$FL\%$	可信限率
52	FL	可信限
53	f	自由度
54	F	两方差值的比值或方差比，用于方差分析等
55	d_{T_1}, d_{T_2}, ……	供试品的各剂量
56	d_T	供试品的剂量
57	d_{s_1}, d_{s_2}……	标准品的各剂量
58	d_s	标准品的剂量
59	$\lg d$	药物的对数剂量
60	D	效价计算用数值
61	C_i	可靠性测验用正交多项系数
62	C	缺项所在列各反应值之和
63	B	S_M 计算公式中的数值
64	A_T	供试品的标示量或估计效价

表1-2　其他缩略语名词对照

序号	符号	中文名称
1	MVG	4 - 甲基伞形酮 - (3 - D - 葡萄糖醛酸苷)
2	POD	过氧化物酶
3	GOD	葡萄糖氧化酶
4	cfu	菌落形成单位
5	CSE	细菌内毒素工作标准品
6	RSE	细菌内毒素国家标准品
7	IRR	国际生物参考试剂
8	IRP	国际参考品
9	IS	国际生物标准品
10	IU	国际单位
11	FSH	促卵泡激素
12	HCG	人绒毛膜促性腺激素
13	EU	内毒素单位
14	T	供试品
15	d	药物的剂量
16	U	供试品的另一符号
17	MVD	最大有效稀释倍数

第四节　药品生物检定实验（实训）室规则及
实验室意外事故处理方法

一、生物安全防护知识

　　从事药品生物检定工作的人员可能长期接触有潜在传染性的待检药品和材料，这些往往成为各种细菌、病毒等病原微生物的传播载体，无论是实验人员自身感染，还是造成实验室或周围环境的污染，都将导致严重的后果。因此，实验室工作人员在实验过程中应该高度重视实验室的生物安全防护，树立并强化生物安全意识，熟悉有关生物安全防护的知识，严格进行无菌操作。

　　1. 微生物的危险度分类等级　2004 年 WHO 发布了《实验室生物安全手册（第三版）》，根据感染性微生物的相对危害程度，可以将微生物分为四个不同危险度等级：危险度 1 级是指不太可能引起人或动物致病的微生物，此类微生物无或具有极低的个体和群体危险。危险度 2 级是指病原体能够对人或动物致病，但对实验室工作人员、社区、牲畜或环境不易导致严重危害。实验室暴露也许会引起严重感染，但对感染有有效的预防和治疗措施，并且疾病传播的危险有限。该类病原体具有中度个体危险，低度群体危险。危险度 3 级是指病原体通常能引起人或动物的严重疾病，但一般不会发生感染个体向其他个体的传播，并且对感染有有效的预防和治疗措施。该类病原体具有高度个体危险，低度群体危险。危险度 4 级是指病原体通常能引起人或动物的严重疾病，并且很容易发生个体之间的直接或间接传播，对感染一般没有有效的预防和治疗措施。该类病原体具有高度的个体危险和群体危险。

　　根据上述划分标准，结合病原体的致病性及传播方式，综合考虑中国目前所具有的预防和治疗措施等因素，2006 年我国发布了《人间传染的病原微生物名录》，在该目录中对各种病原微生物的危害程度及开展相关实验活动所需要达到的生物安全实验室的级别进行了详细分类，各实验室开展有关实验项目均应参照此标准。

　　2. 生物安全实验室分级与要求　因各种病原微生物的危险度等级有所不同，因此实验室必须达到相应的生物防护等级才能开展有关实验。根据 WHO 发布的《实验室生物安全手册（第三版）》和我国 2002 年发布的《微生物和生物医学实验室生物安全通用准则（WS233 - 2002）》，实验室从生物安全防护的角度可分为四级：一级生物安全防护实验室（BSL - 1）为实验室结构设施、安全操作规程、安全设备适用于危险度 1级的微生物，依据标准操作程序可进行开放性操作，如用于教学的普通微生物实验室即属此类；二级生物安全防护实验室（BSL - 2）为实验室结构和设施、安全操作规程、安全设备适用于对人或环境具有中等潜伏危害的微生物，主要适用于危险度 2 级的病原体，该级别实验室应具备生物安全柜和密封的离心管（杯），以防发生泄漏和产生气溶胶等；三级生物安全防护实验室（BSL - 3）为实验室结构和设施、安全操作规程、安全设备适用于主要通过呼吸道传播（如结核杆菌、伯氏立克次体等）使人传染上严重的甚至是致死性疾病的致病微生物及其毒素，通常已有预防传染的疫苗，该级别实验室在一级和二级安全设施设备要求的基础上，还应具备合适的空气净化系统，艾滋病病毒的研究（血清学实验除外）应在三级生物安全防护实验室中进行；四级生物安全防护实验室（BSL-4）为实验室结构和设施、安全操纵规程、安全设备适用于对人体具有高度的危险性，通过气溶胶途径传播或传播途径不明，目前尚无有效的疫苗或治疗方法的致病微生物及其毒素。与上述情况类似的不明微生物，也必须在四级生物安全防护实验室中进行。待有充分数据后再决定此种微生物或毒素应在四级还是在较低级别的实验室中处理。BSL-4 实验室必须和其他实验室隔离，并配套特殊的空气和废物处理系统，实验操作时须在三级生物安全柜内或全身穿戴特制的正压防护服。

3. **实验室生物安全管理制度**　实验室生物安全管理制度建设对于药品生物检定实验室而言是生物安全防护的核心，实验室生物安全管理制度主要包括：实验室准入制度、生物安全培训制度、生物安全责任制和责任追究制度、生物防护与安全制度、安全检查制度、个人防护制度、实验室管理制度、清洁消毒制度、安全计划审核制度、废弃物处理制度、事故报告制度、生物安全防护应急预案、标准操作程序等。

建立健全了各项生物安全管理制度，还需成立生物安全管理领导机构，加强生物安全制度实施情况的监督与管理，实验室入口处必须粘贴生物安全标志，注明危险因素、生物安全级别、责任人姓名和联系方式、进入实验室的特殊要求及离开程序、禁止非工作人员进入实验室内，如需要参观实验室等特殊行为需经相关实验室负责人的批准后方可入内。

4. **实验室常见生物危险**　实验室生物污染的途径主要包括：空气传播、直接传播（刺伤、割伤或碎玻璃划伤导致直接感染）、皮肤黏膜接触（通过破损皮肤黏膜接触造成的感染）及其他不明原因导致的实验室相关感染。

实验室伤害以及与工作有关的感染主要是由人为操作失误、不良实验技术及仪器使用不当造成。因此，实验室工作人员必须强化生物安全意识，认真学习生物安全相关的各项法律、法规及文件，定期举行生物安全防护知识培训活动，熟悉生物防护相关知识，加强基本技能的训练，严格执行标准操作规程。实验室管理者应对实验室的风险级别进行评估和分析，保护实验室工作人员和环境的安全。

5. **生物废弃材料的管理**　实验室内所有用过的样品、培养物及其他生物性材料等废弃物，严禁未经任何处理就随意丢弃，应将其置于贴有生物危害标志的专用废弃物处理容器中，要注意容器的充满量不能超过其设计容量，使用后的利器（如小刀、针头、玻璃等）应置于专门锐器盒内，在去污染或最终处置前应存放在指定的安全区域，经过高压灭菌或其他无害化处理之后再安全运出实验室；对于有毒、有害气体、气溶胶、污水、废液等均需无害化处理后方可排放；动物尸体、组织的处置和焚化应符合国家相关规定。处理危险废弃物的人员必须经过专业培训，在处理过程中必须使用必要的防护设备。

二、实验（实训）室规则

由于实验（实训）是以病原微生物为研究对象，在实验（实训）过程中任何疏忽大意均有可能导致实验（实训）人员的自身感染以及实验（实训）室或周围环境的污染。因此，在实验（实训）过程中应严格遵守实验（实训）规则和相关程序，树立无菌观念，严格进行无菌操作，避免实验（实训）过程中发生意外情况，并确保实验（实训）结果的准确性和可靠性。每次实验（实训）课前都应该进行充分的准备并接受老师的提问。

1. 实验（实训）前要做好预习，明确实验（实训）目的、原理、方法和操作要点，熟悉实验（实训）内容、主要操作步骤和注意事项，提前安排好实验（实训）进程，做到心中有数，避免发生错误或意外事故，提高实验（实训）效率。

2. 进入实验（实训）室必须穿工作服，必要时还应戴口罩、帽子（长发者应将头发收拢于实验帽内）和手套，并提前做好实验（实训）前的相关准备工作。

3. 不得将与实验（实训）无关的任何物品带入实验（实训）室，若必须带入实验（实训）室内的物品则应远离操作区，并放在指定的区域内。

4. 实验（实训）室内禁止大声喧哗、嬉戏，要保持实验（实训）室安静、整洁和卫生。禁止在实验（实训）室内进食、饮水、吸烟及娱乐活动等；要尽量避免用手触摸头、面部等部位，防止感染；要尽量减少在室内活动，避免引起风动。

5. 实验（实训）过程中要注意节约试药，爱护实验器材。务必注意避免有菌材料的污染，若桌面、地面、手、衣服等被有传染性材料污染或发生其他意外情况时，应立即报告老师及时采取适当的处理措施。

6. 使用过的污染物品必须放到指定的地点，并经专人消毒灭菌之后方可进行清洗，严禁乱丢或冲入水池中。禁止将本实验（实训）室的物品带出实验室外。需送培养箱培养的物品，应做好标记后再送到指定地点。

7. 实验（实训）结束后应将桌面整理干净，将试剂、仪器放回原处，并使用浸有消毒液的抹布将操作台擦拭干净，打扫实验（实训）室卫生，关好门窗、水、电。

8. 离开实验（实训）室前脱下工作服，反折放在指定的位置；将双手在2%来苏液中浸泡5分钟左右，再用肥皂、清水洗净，方可离开。

三、实验（实训）室意外事故的紧急处理方法

1. **发生皮肤破损或刺伤** 首先立即用肥皂和水冲洗伤口，然后尽量挤出损伤处的血液，最后用70%乙醇或其他皮肤消毒剂实施消毒，并立即进行相关医疗处理。

2. **化学药品腐蚀伤** 若为强酸，先用大量清水冲洗后再用5%碳酸氢钠溶液进行中和；若为强碱，则先用大量清水冲洗后再用5%醋酸溶液或5%硼酸溶液进行中和；若眼部受伤，则经上述方法处理后，还需在眼部滴入橄榄油或液体石蜡1~2滴。

3. **局部烧伤** 可涂凡士林、5%鞣酸溶液或2%苦味酸溶液。

4. **菌液误入口中** 立即将菌液吐到消毒容器内，再用1:1000高锰酸钾或3%过氧化氢漱口，并根据菌种服用适当抗生素防止感染。

5. **菌液污染环境** 将适量2%~3%来苏液或0.1%新洁尔灭浸泡污染面30分钟后除去，若手上有菌液污染，也可浸泡于上述消毒液中3~5分钟，然后用肥皂和清水洗净。

第二部分 | 药品检验的分类、标准和程序

第一节 药品检验的分类

按照药品生产、经营、监督与使用等环节，药品检验分为以下几类。

1. 药品生产检验由制药企业承担。一般来说，对于多数制药企业，生产检验分别由制药企业的车间化验室和中心化验室承担。车间化验室主要负责药品生产过程中中间产物、副产物的质量检验，中心化验室负责进厂原辅料、包装材料、工艺用水、制药成品的质量检测以及质量稳定性考察。生产检验主要是对药品内在质量进行检验。

2. 药品验收检验一般由药品经营企业的质量验收组承担。主要是审查供货方的合法性及书面凭证，核对清点药品供货数量，检查内外包装、标签及说明书等，抽查药品的外观。首次经营品种还应进行药品内在质量的检验。

3. 药品监督检验由国家设置的法定性专业检验机构承担。监督检验是药品检验机构依据国家相关法律规定，对研制、生产、经营、使用的药品进行质量检测，具有权威性、仲裁性和公正性。根据其检验目的和处理方法的不同，可分为评价性检验、抽查性检验、仲裁性检验和国家检定等类型。评价性检验主要用于药品注册审批、优质药品评价、新工艺鉴定等；抽查性检验是指根据药品监督管理计划，对生产、经营、使用的药品进行抽查检验，发现药品质量问题和发展趋势，指导并加强国家对药品质量的宏观控制，督促企业、事业单位严格按照药品标准生产、经营、使用合格药品；仲裁性检验是公正判定与裁决有质量争议的药品，保护当事人的正当权益；国家检定是一种强制性的检验，是指由国家法律或药品监督管理部门规定，某些药品在销售或进口时，必须经过指定的药品检验机构检验，合格后才准予销售或进口。

因此，药品的研究与开发机构、药品的生产与经营企业、药品检验机构等单位均会涉及药品检验工作。树立药品质量意识，掌握药品检验的相关知识和技能，是每一位药学工作者最基本的职业素质和要求。此外，从广义上来说，药品检验根据任务的不同还可以分为原辅料质量检验、中间体质量检验及成品质量检验等。

第二节 药品检验的质量标准

一、制订药品质量标准的目的与意义

药品是特殊的商品，其质量的优劣，直接关系人民的身体健康和生命安危。因此，

对其进行质量控制非常重要。由于不同厂家生产工艺、技术水平及设备条件、运输与贮存条件的差异等都会影响到药品的质量，所以国家必须制订对药品有强制执行力的统一的质量标准，即药品质量标准。药品质量标准是国家对药品质量、规格及检验方法所做的技术规定，是药品生产、供应、使用、检验和药政管理部门共同遵循的法定依据。制订并贯彻统一的药品标准，对医药科学技术、生产管理、经济效益和社会效益都会产生良好的影响与作用。

药品质量标准通常由药品研究试制单位提出草案，经药品监督管理部门审批，在批准生产的同时，颁布法定质量标准。凡经过国家药品监督管理部门批准生产的药品，都必须有其法定的质量标准，不符合标准的药品不准生产、销售和使用。我国已经形成了以《中华人民共和国药典》（简称《中国药典》）为主体的国家药品质量标准体系，具有法律效力，同时还有《临床研究用药品质量标准》（仅供研制单位和临床试验单位使用）、《暂行或试行药品标准》（新药报试生产时所制订的药品标准）及《企业标准》（生产企业自行制订并用于控制相应药品质量的标准）。

药品质量标准不是一成不变的，随着现代科学技术的发展和生产工艺水平的改进，药品质量标准也将相应提高。目前国家正着力规范提高药品标准，对多个企业生产的统一品种，标准的制订"就高不就低"，力争基本实现药品标准管理计算机网络化的目标。

二、制订药品质量标准的原则

药品的质量标准与药品总是同时产生的，是药品研发、生产、经营及临床应用等的综合成果。在进行新药的研究时，除了对新药的生产工艺、药理和药效等方面进行研究外，还要对新药的质量控制方法进行系统的研究，并在此基础上制订药品质量标准，制订药品质量标准主要应遵循以下原则：①充分考虑药品的安全性和有效性；②检测项目、分析方法和限度要合理可行；③从生产、流通及使用各个环节考察影响药品质量的因素；④制剂质量标准与原料药质量标准要有关联性。

三、药品质量标准的主要内容

药品质量标准的主要内容有名称、性状、鉴别、检查、含量测定、类别和贮藏等。

（一）名称

药品质量标准中药品的名称包括中文名称、汉语拼音名称和英文名称三种。

中文名称是按照"中国药品通用名称"（Chinese Approved Drug Names，CADN）推荐的名称以及命名原则命名的，是药品的法定名称；英文名称应尽量采用 WHO 制订的"国际非专利药品名"（International Nonproprietary Name for Pharmaceutical Substances，INN），INN 没有的可采用其他合适的英文名称。

药物的中文名称应尽量与英文名称对应，可采用音译、意译或音意合译，一般以音译为主。

（二）性状

药品的性状是药品质量标准的重要表征之一，主要包括药品的外观、臭、味、溶解性、一般稳定性及物理常数等。

1. **外观、臭与味**　药品的外观是对药品的色泽和外表的感观规定，具有一定的鉴别意义，可以在一定程度上反映药物的内在质量。臭与味是药品本身所固有的。

2. **溶解度**　溶解度是药品的一种物理性质。各药品项下选用的部分溶剂及其在该溶剂中的溶解性能，可供精制或配制溶液时参考。《中国药典》中药物的溶解性用以下术语来表示，如"极易溶解""易溶""溶解""略溶""微溶""极微溶解""几乎不溶或不溶"等，《中国药典》（2015 年版）凡例中对以上术语有明确的规定。

3. **物理常数**　物理常数是药物的物质常数，具有鉴别意义，也能反映药物的纯杂程度，是评价药品质量的重要指标。《中国药典》（2015 年版）在通则中收载的物理常数有相对密度、馏程、熔点、凝点、比旋光度、折光率、黏度、pH 等。

（三）鉴别

鉴别是指用规定的方法对药物的真伪进行判断，是控制药品质量的重要环节。鉴别必须是对每个具体药品能准确无误地做出判断，选用的方法应准确、灵敏、简便、快速，主要依据是该药品的化学结构和理化性质。

（四）检查

《中国药典》（2015 年版）凡例中规定检查项下包括有效性、均一性、纯度和安全性四个方面的内容。

有效性的检查是以动物实验为基础，最终以临床疗效来评价的。一般是针对某些药品的特殊药效需要进行的特定项目的检查，如对抗酸药品需检查"制酸力"，主要控制除真伪、纯度和有效成分含量等因素以外其他可能影响疗效的因素。

均一性主要是指制剂的均匀程度，如片剂等固体制剂的"重量差异"及"含量均匀度"检查等。

纯度检查是药品检查项下的主要内容，是对药物中的杂质进行检查。

安全性检查的目的是在正常用药的情况下，保证用药的安全，如"热原检查""毒性检查""过敏试验""升降压物质检查"等。

（五）含量测定

含量测定主要是对药品中有效成分含量的测定，是保证药品安全有效的重要手段。常用的含量测定方法有理化方法和生物学方法，使用理化方法测定药物的含量，称为"含量测定"，测定结果一般用含量百分率（%）来表示。生物学方法包括生物检定法和微生物检定法，是根据药物对生物或微生物作用的强度来测定含量的方法，常称为"效价测定"，测定结果通常用"效价（国际单位，IU）"来表示。对于测定方法的选择，除应要求方法的准确性与简便性外，还应强调测定结果的重现性，含量测定必须在鉴别无误、杂质检查合格的基础上进行。

（六）类别

药品的类别是指按药品的主要作用、主要用途或学科划分的类别，如解热镇痛药、抗生素等。

（七）贮藏

贮藏项下规定的贮藏条件，是根据药物的稳定性，对药品包装和贮存的基本要求，以避免或减缓药品在正常贮存期内的变质。

四、药品质量标准起草说明的编写简介

药品质量标准的起草说明是药品质量标准制订过程中制订各种项目的理由及规定各项指标的依据，也是对该药从历史考证、处方来源或依据生产工艺、鉴别、检查、含量测定等全面资料的汇总。

第三节　药品检验工作的基本程序

药品检验工作是按照药品质量标准对药品进行检验、比较和判定的，所以，作为药品检验人员首先要熟悉和掌握药品检验的基本程序，其检验程序一般分为取样、性状观测、鉴别、检查、含量测定、检验记录及检验报告。

一、取样

为确保检验结果的科学性、真实性和代表性，取样必须坚持随机、客观、均匀、合理的原则。药品生产企业抽取的样品包括进厂的原辅料、中间体及产品。取样时必须填写取样记录，内容主要包括品名、日期、规格、批号、数量、来源、编号、必要的取样说明、取样人签字等，取样由专人负责。

（一）取样量

取样应根据被取样品的特性按批进行。若批总件数（原料：袋；中间体：桶、锅；产品：箱、袋、盒、桶等）为 x，则当 $x \leqslant 3$ 时，每件取样；当 $3 < x \leqslant 300$ 时，按 $\sqrt{x}+1$ 随机取样；当 $x > 300$ 时，按 $\frac{\sqrt{x}}{2}+1$ 随机取样。所取样品的量应保证检验的需求，一般一次取样量最少可供三次检验用量，同时还应保证留样观察的用量。

（二）取样方法

1. 原辅料取样时，应将被取物料外包装清洁干净后移至与配料室洁净级别相当的取样室或其他场所进行取样，以免被取物料被污染。

2. 固体样品用取样器或其他适宜的工具从袋（桶、箱）口一边斜插至对边袋（桶、箱）深约3/4处抽取均匀样品。取样数较少时，应选取中心点和周边四个抽样点，自上往下垂直抽取样品。

3. 液体样品用两端开口、长度和粗细适宜的玻璃管，慢慢插入液体中，使管内外

液面保持同一水平，插至底部时，封闭上端开口，提出抽样管，抽取全液位样品。

4. 所取样品经混合或振摇均匀后（必要时进行粉碎）用"四分法"缩分样品，直至缩分到所需样品为止。

5. 将所取样品按规定的数量分装两瓶，贴上标签或留样证，一瓶供检验用，另一瓶作为留样保存。

6. 制剂样品和包装材料随机抽取规定的数量即可。

7. 针剂澄明度检查，按取样规定每盘随机抽取若干，全部混匀再随机抽取。

8. 外包装按包装件 50% 全检。

9. 取样后应及时将打开的包装容器重新扎口或封口，同时在包装容器上贴上取样证，并填写取样记录。

（三）注意事项

1. 采样员要根据清验药物的性质、性状等准备好相应的采样工具。取样器具、设备必须清洁干燥，且不与被取物料起化学反应，应注意由于取样工具不洁而引起的交叉污染。固体样品采样时用洁净的不锈钢采样器；液体样品采样时采用洁净的取样管；无菌制剂原料药所用的不锈钢采样器必须用去污粉或肥皂清洗，再用饮用水、纯化水、注射用水依次冲洗干净，并在 180℃ 条件下干热灭菌 2 小时后备用；对于用于微生物限度检查、无菌检查、内毒素检查及热原检查的样品，采样时须使用专用采样器，并须经过相应的灭菌或除热原处理。

2. 盛放样品的容器必须清洁、干燥、密封。盛放遇光不稳定样品和菌检样品的容器应分别使用不透光容器和无菌容器。固体样品应盛放于洁净的玻璃或塑料抽样瓶内；液体样品应盛放于洁净的玻璃抽样瓶内；无菌制剂原料药所用的玻璃抽样瓶内必须用经肥皂热水溶液浸泡后的刷子清洗干净，再用饮用水、纯化水、注射用水依次冲洗干净，并在 180℃ 条件下干热灭菌 2 小时后，置于专用的干燥器内备用；对于用于微生物限度检查、无菌检查、内毒素检查及热原检查的样品则必须盛放在经过相应的灭菌或除热原处理后的抽样瓶内。

3. 取样必须由质检人员进行，取样人必须对所取样品的代表性负责，不得委托岗位生产人员或其他非专业人员代抽取。

4. 取样者必须熟悉被取物料的特性、安全操作的有关知识及处理方法。抽取有毒有害样品时，应穿戴适宜的劳动保护用品。

5. 进入洁净区取样时，应按符合洁净区的有关规定进出。

6. 取样后要尽快检验。如一次检验不合格，除另有规定外，应加大取样数量，从两倍数量的包装中进行检验。重新取样时，也应符合本标准规定的要求。

7. 易变质的原辅料，贮存期超过规定期限时，领用前要重新取样检验。抽取的检验样品按检验过程分为待检、在检和已检三种状态。

（四）药材取样

药材取样法是指选取供检定用药材样品的方法，取样的代表性直接影响检定结果的正确性，因此，必须重视取样的各个环节。

1. 取样前应注意品名、产地、规格等级及包件式样是否一致，检查包装的完整性、清洁程度以及有无水迹、霉变或其他物质污染等情况，详细记录。凡有异常情况的包件，应单独检验。

2. 从同批药材包件中抽取检定用样品，原则是：药材总包件数在 100 件以下的，取样 5 件；100 ~ 1000 件，按 5% 取样；超过 1000 件，超过部分按 1% 取样；不足 5 件的，逐件取样；贵重药材，不论包件多少均逐件取样。

3. 对破碎的、粉末状的或大小在 1cm 以下的药材，可用采样器（探子）抽取样品，每一包件至少在不同部位抽取 2 ~ 3 份样品，包件少的抽取总量应不少于实验用量的 3 倍；包件多的，每一包件的取样量一般按下列规定：一般药材 100 ~ 500g；粉末状药材 25g；贵重药材 5 ~ 10g；个体大的药材，根据实际情况抽取具代表性的样品。如药材个体较大时，可在包件不同部位（包件大的应从 10cm 以下的深处）分别抽取。

4. 将所取样品混合拌匀，即为总样品。对个体较小的药材，应摊成正方形，依对角线划 "×" 字，使分为四等分，取用对角两份，再如上操作。反复数次后至最后剩余的量足够完成所有必要的试验以及留样数为止，此为平均样品。个体大的药材，可用其他适当方法取平均样品。平均样品的量一般不得少于试验所需量的 3 倍数，即三分之一供化验室分析用，另三分之一供复核用，其余三分之一则为留样保存，保存期至少一年。

质检部门由专人负责样品的接收、登记工作，接收样品时要检查样品是否符合抽样记录单上的内容，做好接收记录，将样品分类存放并附有状态标签。

二、制样

用取样器采样，每件约等量抽取后要充分混合，取可供三次全项目检验的量分别装入至少三个抽样瓶内，粘贴样品标签，标签内容必须包含品名、生产厂家/来源、生产批号、产品规格、数量、采样日期等。用于微生物限度检查的样品则应分别装入至少六个经灭菌处理后的抽样瓶内；用于无菌检查的样品必须按表 2 – 1 的规定数量再乘以 3 分别装入经灭菌处理后的抽样瓶内；用于内毒素、热原检查的样品须单独盛放于经除热原处理过的抽样瓶内。

表 2 – 1　无菌检查时最少检验数量

供试品	批产量 x（个）	每种培养基最佳检验数量
注射液	$x \leqslant 100$	10% 或 4 个
	$100 < x \leqslant 500$	10 个
	$x > 500$	2% 或 20 个
大容量注射液（ >100ml）		2% 或 10 个
眼部用或其他非注射液制剂	$\leqslant 200$	5% 或 2 个
	>200	10 个
桶装固体原料药	$\leqslant 4$	全取

供试品	批产量 x（个）	每种培养基最佳检验数量
	$4 < x \leqslant 50$	20% 或 4 个
	$x > 50$	2% 或 10 个
抗生素原料（$\geqslant 5g$）		6 个容器

三、样品的保存

当取样、制样完毕后，一份送达到质量控制部门进行检验，另外两份样品应根据其性质和要求的储存条件，分别存放于冷库、阴凉库或常温库内留样，直至有效期后统一处理。

四、检验

检验员接到检验样品后，依据检验标准按检验标准操作规程进行检验。

1. **性状**　观测外观性状是药品质量的重要表征之一。性状项下一般包括药物的外观、臭、味、一般稳定性、酸碱性、溶解度及物理常数等。

2. **鉴别**　其目的为判断已知药物的真伪，即依据药物的结构特征、理化性质采用灵敏度高、专属性强的反应对药品的真伪进行判断。通常鉴别是依据药品质量标准鉴别项下规定的方法，逐项检验。不能将药品的某一个鉴别试验作为判断该药品真伪的唯一依据，鉴别试验往往是一组试验项目综合评价得出的结论。

3. **检查**　检查包括纯度检查和其他项目的检查，主要是按药品质量标准规定的项目进行"限度检查"。

4. **含量测定**　药品的含量测定是指对药品中有效成分的含量进行测定，包括理化方法和生物学检测方法。

五、检验记录及检验报告

1. **检验记录**　检验人员在检验过程中必须做好原始记录，因为检验记录是出具检验报告的依据，是进行科学研究和技术总结的原始资料。检验记录必须做到真实、完整、清晰。检验记录包括品名、规格、批号（流水号）、数量、来源、检验依据、取样日期、报告日期、检验项目、试验现象、试验数据、计算、结果判断及检验人员签字等。应及时做检验记录，严禁事后补记或转抄，检验记录不得任意涂改，若需要更改，必须用斜线将涂改部分划掉，并在旁边签上涂改者的名字或盖印章，涂改地方要保证清晰可见，以便日后有据可查。分析数据与计算结果中的有效数位应符合"有效数字和数值的修订及其运算"中的规定。检验记录应保存至药品有效期后一年。

2. **检验报告**

（1）检验报告单主要内容包括物料名称、规格、流水号或批号、数量、生产单位、取样日期、检验日期、检验依据、检验结果、检验人、复核人、质检部经理签字等。

（2）检验报告是对药品质量检验的定论，要依法做出明确、肯定的判断。

（3）检验报告单上必须有检验者、复核者、部门主任签字或签章以及质检部章方可有效。

（4）检验报告单结果中有效数字与法定标准规定要一致。

（5）检验报告单字迹应清晰、色调一致、书写正确。

六、结果判定与复检

将检验结果同质量标准相比较，判定是否符合质量标准的要求，进而对整批产品质量做出结论。

1. 检验原始记录和检验报告，除检验人自查外，还必须经第二个人进行复核。检验报告还必须交化验室主任或由其委托指定的人员进行审核。

2. 复核人主要复核原始记录和检验报告的结果是否一致，双平行试验结果是否在允许误差范围内。压限和不合格指标是否已经复验、指标有否漏检、有否异常数据、判断结果是否准确等。

3. 复核、审核接受后，复核人、审核人均应在原始记录或检验报告上签字，并对复核和审核结果负全部责任。凡属计算错误等，应由复核者负责；凡属判断错误等，应由审核人负责；凡属原始数据错误等，应由检验者本人负责。

4. 对原始记录和检验报告上查出的差错，由复核人、审核人提出，告知检验者本人，并由更正人签章。

5. 检验报告经检验人、复核人、审核人三级签章，并由审核人加盖质量管理部章后，方可外报。

6. 凡符合以下情况之一者，必须由检验人进行复验：①平行试验结果误差超过规定的允许范围内的；②检验结果指标压限或不合格的；③复核人或审核人提出有必要对某项指标进行复验的；④技术标准中有复验要求的；⑤原辅料超过贮存期限的。对抽样检验的品种，复验时应加大一倍取样数重新抽样检验。如原样检验和复验结果不一致时，除技术标准中另有规定外，应查找原因，排除客观因素，使原检验人与复验人的结果在误差允许范围内，以两人（或多人）的平均值为最终结论。

第三部分 | 药品生物检定基本技术

单项技能一 物品的准备与基础培养基的配制

【实训目的】

1. 掌握培养基的配制程序、方法。
2. 熟悉常用玻璃器材的清洗和灭菌前的包扎准备。
3. 熟悉微生物的营养需求，培养基的种类、主要营养成分和用途。

【材料与仪器】

1. 试药 蛋白胨、牛肉膏、氯化钠、琼脂、NaOH 溶液（1mol/L）、HCl 溶液（1mol/L）等。

2. 器材 试管及试管塞、吸管、培养皿、锥形瓶及瓶塞、量筒、点滴板、玻璃棒、精密 pH 试纸（pH6.4~8.5）、天平、滤纸、棉线等。

【方法与步骤】

1. 常用玻璃器皿的洗涤和准备

（1）洗涤：玻璃器皿若不清洁，常常会影响实验结果，例如影响培养基的 pH；甚至玻璃器皿内残留的某些化学物质可抑制微生物的生长；若试管不清洁还可影响血清学反应的结果，如在 pH<3 的条件下将发生酸凝集。故微生物实验所用的各种玻璃器皿必须清洗干净后方可使用。

1）新玻璃器皿的洗涤：一般先用加有肥皂粉的水溶液煮沸 30 分钟，再用自来水冲洗数次，晾干后将其浸泡于 2% 的 HCl 溶液内数小时，以除去游离的杂质，最后用自来水反复冲洗后，晾干备用。

2）使用过的玻璃器皿的洗涤

A. 但凡含有培养基或病原微生物的玻璃器皿，必须先用高压蒸汽灭菌法或煮沸的方式灭菌，然后趁热倾出培养基，用肥皂粉溶液（5%）进行刷洗，最后用自来水冲洗干净后倒置于架上，晾干备用。

B. 试管：试管若不含病原微生物，可先用肥皂粉溶液（5%）进行刷洗，再用自来水冲洗干净；若不够清洁，可先用清洁液（重铬酸钾洗液）浸泡数小时，然后用自来水冲洗数次至干净（一般不得少于 7 次），晾干备用。

C. 吸管：若吸管吸过病原微生物，则必须插入装有消毒液（3%~5% 来苏液）的玻璃筒内（筒底垫纱布或棉花保护吸管管尖），并使消毒液浸没吸管，浸泡 24 小时，然后用肥皂粉溶液（5%）洗涤，再用自来水洗净、晾干后（若没有被病原微生物污染，可直接用自来水浸泡或直接用自来水冲洗即可），用清洁液浸泡数小时，最后用自来水冲洗数次至干净（一般不得少于 7 次），晾干备用。

D. 载玻片及盖玻片：先用 3% ~ 5% 的来苏液浸泡 24 小时，再用肥皂粉溶液（5%）煮沸 10 分钟后，用自来水洗净、晾干后，置于清洁液中浸泡数小时，最后用自来水洗净，晾干备用。

E. 注射器：使用后若未被病原微生物污染，可立即用自来水将注射器及针头等洗净（抽洗）即可；若被病原微生物污染，则应立即用煮沸方式消毒。在消毒或灭菌之前，都应先将清水抽入针头及注射器内，并重复抽洗数次，连同洗出水一起消毒或灭菌。若使用上述方法无法洗净，可将干燥的注射器（除针头外）再置于清洁液中浸泡数小时，最后用自来水冲洗数次至干净（一般不得少于 7 次），干燥备用。

（2）准备

1）平皿：用纸包好或放入金属盒内。

2）试管和锥形瓶：将试管或锥形瓶用棉塞塞好，并用不透水的厚纸包在棉塞外面。若试管内盛有液体培养基，应直立放置并扎成捆，防止灭菌时倾倒。

3）吸管：在吸管的管口处先包裹少许棉花，然后用纸将每支吸管分别包好或放入金属筒内。

4）注射器：将内芯取出后与外套一起用纸或纱布包好，针头装入小试管内并在管口塞上棉塞。

（3）灭菌：上述玻璃器皿可采用高压蒸汽灭菌法灭菌，也可用干烤法灭菌。在用干烤法灭菌时应注意控制温度在 160 ~ 170℃，时间约 2 小时，以防烧焦棉塞及外包的纸张等。

2. 基础培养基的制备　培养基是指将细菌生长所需的营养物质用人工方法按一定比例配制而成的营养基质。按培养基原料来源不同可以分为：天然培养基、合成培养基、半合成培养基。培养基按照物理性状可分为液体、半固体和固体三类，三者的主要区别是凝固剂的有无及多少。培养基还可以按用途分为：基础、选择、营养、鉴别、增菌和特殊培养基等。

培养基因种类不同而成分各异，其中基础培养基主要含有一般细菌生长所需的基本营养成分，如肉浸液或牛肉膏（碳源）、蛋白胨（氮源）、氯化钠（无机盐）和水等。其他种类的培养基大部分是在基础培养基内加入某些特定成分（如抑菌剂、指示剂、营养物质、检测基质等）制备而成。

（1）培养基制备的程序：培养基配制的基本程序主要包括：调配、溶化、矫正 pH、过滤澄清、分装、灭菌和鉴定等几个步骤。

1）调配：先在锥形瓶或烧杯中加入适量蒸馏水，按照培养基的配方准确称取各种成分并加入锥形瓶内混合，再用剩余的蒸馏水冲洗瓶壁。

2）溶化：将调配好的混合物置于电炉上隔水加热至完全溶解（随时搅拌），溶解完毕后补足失去的水分。

3）矫正 pH：用 pH 计或精密 pH 试纸测定溶液的 pH，用 NaOH（0.1mol/L）或 HCl（0.1mol/L）矫正溶液 pH 至 7.2 ～ 7.6。其中 pH 试纸矫正法虽然操作简便、快速，但误差较大。

4）过滤澄清：若培养基有混浊或沉淀时，则需过滤至澄清。液体或半固体培养基采用滤纸过滤，固体培养基需在加热溶化后，趁热用绒布或双层纱布加脱脂棉过滤至澄清。

5）分装：根据需要将培养基分装在不同的容器内并进行包扎。

A. 基础培养基：通常分装于锥形瓶内，塞上棉塞，灭菌后备用，便于随时分装倾注平板或制备营养培养基。灭菌后的基础培养基在倾注平板前应冷却至约 50℃，以无菌操作将基础培养基分装于无菌平皿内（直径 90mm 的平皿分装量为 13～15ml），待培养基冷却凝固后将平皿翻转，即为琼脂平板。

B. 琼脂斜面：分装于试管内，分装量为试管高度的 1/4～1/3，塞上棉塞，待灭菌后趁热放置成斜面，斜面长度占试管长度的 2/3 左右，斜面下方保持 1cm 高度。

C. 半固体培养基：分装于试管内，分装量为试管高度的 1/4～1/3，塞上棉塞，灭菌后趁热将试管直立至凝固。

D. 琼脂高层培养基：分装于试管内，分装量为试管高度的 2/3，塞上棉塞，灭菌后趁热将试管直立至凝固。

6）灭菌：根据培养基的成分和性质不同，一般采用不同的灭菌方法。

A. 高压蒸汽灭菌法：用于耐高温培养基的灭菌，如基础培养基等。

B. 间歇灭菌法：用于不耐高温物质配制的培养基灭菌，如含有明胶、糖、牛乳、血清、鸡蛋等。

C. 水浴低温灭菌法：将采用血清、腹水、组织液等配制的培养基，在 56～57℃ 的水浴中加热维持 1 小时，以保持液体状态，连续 5～7 天，此法现已少用。

D. 血清凝固器灭菌法：将分装好的培养基（多为斜面培养基）置于血清凝固器内，第一天在 75℃ 条件下 30 分钟，第二天在 80℃ 条件下 30 分钟，第三天在 85℃ 条件下 30 分钟灭菌，在灭菌的间隙将培养基置 35℃ 温箱孵育过夜。该法主要用于富含蛋白质的培养基灭菌，如含血清、鸡蛋清的培养基等。

E. 过滤除菌法：该法主要用于血清、细胞培养液的灭菌。

7）鉴定

A. 无菌试验：将灭菌后的培养基置 35℃ 温箱孵育 24 小时，观察有无菌生长，无菌生长即为合格。

B. 效果检验：将已知菌种接种在培养基上，观察细菌的生长情况和生化反应等是否符合。

8）保存：将制备好的培养基注明制备日期、名称，置于 4℃ 冰箱或冷暗处保存，但不宜久置。

（2）常用培养基及配制详见附录中二、培养基及其制备方法。

【实训报告】

略。

【实训提示】

1. 进行调配时在瓶内加入各种固体成分之前应先加入少量纯化水，以防固体成分黏附在瓶壁上。盛装培养基的容器不能使用铁质（抑制细菌毒素的产生）和铜质材质（抑制细菌的生长）的容器。某些特殊成分应在矫正 pH 后再加入，如染料、胆盐、指示剂等。

2. 如需配制十分澄清的培养基，可采用卵蛋白加热澄清法，即取一个鸡蛋的卵蛋白与 20ml 纯化水混合，搅拌至呈现泡沫，倒入 1000ml 液体或溶化的固体培养基，混匀后，采用流通蒸汽加热 30～60 分钟，使培养基中的不溶性物质附着在凝固蛋白上，取出培养基，最后用纱布加脱脂棉（固体培养基）或滤纸（液体或半固体培养基）过滤。

3. 灭菌后的培养基在分装时应严格进行无菌操作，倾注平板时培养基的温度不宜过高，否则冷凝水较多，这样会影响细菌的分离并易造成污染；但温度也不能过低，否则会造成琼脂过早凝固，使平板表面高低不平。

4. 在加热溶化时不能将溶液溢出瓶外，否则将影响培养基的营养成分。

【实训思考】

1. 在消毒或灭菌之前，为何要将清水抽入针头及注射器内，并重复抽洗数次？

2. 已灭菌的器材，在使用前能否随意打开，若打开后再包扎，还认为是无菌的吗？

【实训体会】

1. 实训收获

2. 不足之处

3. 建议及其他

【实训测试】

实训技能考核表

项目名称：　　　　　　　　　　　　　　　　　　　测试日期：

考核项目		分值	考核得分
实训前准备	1. 实训预习	1分	
	2. 实训仪器准备、玻璃器皿洗涤	1分	
	3. 试液、培养基的配制	1分	
实训过程	4. 药品、试剂取用准确、规范	1分	
	5. 培养基的制备与鉴定	1分	
	6. 观察现象并记录	1分	
实训后整理	7. 仪器清洗并归位	1分	
	8. 实训报告、结论	1分	
	9. 实训总结与体会	1分	
	10. 卫生整理	1分	
总分		10分	

单项技能二　培养基的灭菌技术

【实训目的】

1. 掌握消毒、灭菌、防腐、无菌等概念，能列举常见的消毒灭菌方法、原理及适用范围。

2. 掌握高压蒸汽灭菌法的原理、适用范围及使用方法。

3. 增强实验室安全意识，正确规范地使用仪器设备。

【材料与仪器】

1. 仪器：天平、高压蒸汽灭菌锅、电烘箱、培养皿、试管、吸管、酒精灯、锥形瓶、烧杯、量筒、玻棒、接种环、牛角匙、pH 试纸（pH6.4～8.5），棉花、纱布、牛皮纸、记号笔、棉线等。

2. NaOH 溶液（1mol/L）、HCl 溶液（1mol/L）。

【方法与步骤】

灭菌是指杀死物品上或环境中的所有微生物。灭菌方法可分为：物理灭菌法、机械灭菌法、化学灭菌法和生物灭菌法。物理灭菌法主要有热力灭菌法和紫外线灭菌法，其中热力灭菌法又可以分为湿热灭菌法（如高压灭菌法、煮沸法等）和干热灭菌法（如微波、红外线、干烤等）。实验室常见的灭菌方法主要有两种：紫外线灭菌法和高压蒸汽灭菌法。

紫外线灭菌法是通过紫外线灯照射实现的，由于辐射能使空气中的氧电离成 [O]，再使 O_2 氧化生成臭氧 O_3 或使 H_2O 氧化生成过氧化氢 H_2O_2，而 O_3 和 H_2O_2 均有杀菌作用。其杀菌机制主要是：它诱导了胸腺嘧啶二聚体的形成，抑制了 DNA 的复制与转录，从而导致细菌的死亡和变异。由于紫外线穿透力不强，因此，只适用于无菌室、接种箱的空气及物品表面的灭菌。

高压蒸汽灭菌法是指将待灭菌的物品放置在一个密闭的加压灭菌锅内，通过加热，从而使灭菌锅隔套间内的水沸腾产生蒸汽。待水蒸气急剧地将锅内的冷空气通过排气阀驱尽，然后关闭排气阀，继续加热，此时因蒸汽不能溢出而增加了灭菌器内的压力，从而产生高温（>100℃）、高压，致使放置在灭菌器内的菌体蛋白质凝固变性而起到灭菌的作用。在同一温度条件下，湿热的杀菌效力比干热强，其原因主要有：①湿热环境下细菌菌体吸收水分，蛋白质容易凝固；②湿热的穿透力比干热强；③湿热的蒸汽有潜热存在，能迅速提高被灭菌物体的温度，从而提高灭菌效力。

灭菌的温度及维持的时间因灭菌物品的性质和容量等具体情况而有所不同。通常选择121.3℃灭菌15～20分钟（15 磅/英寸²）；不耐高温的培养基通常可采用流通蒸汽灭菌或间歇灭菌的方法。若为含糖培养基，则选择112.6℃灭菌15分钟（8 磅/英寸²）。其详细操作步骤如下：

1. 将制备好的培养基按要求包扎好，备用。

2. 标记好灭菌物品的制备班级、组别、姓名、培养基名称、配制时间等信息，便于识别。

3. 在灭菌锅中加入适量的自来水，并检查灭菌锅外锅水位是否符合要求、密封是否完好。

4. 放入上述包装好的待灭菌的培养基或其他物品。

5. 加盖并拧紧螺旋，使灭菌锅密闭不漏气。

6. 打开电源开关，通电并开始加热。

7. 待温度上升至105℃时，打开放气阀，排出冷空气，待压力降至为零时，此为第一次放气完成，关紧放气阀。继续加热，当温度再次上升至105℃时，实施第二次放气（重复第一次放气的步骤）。

8. 继续加热，让温度随蒸汽压力上升而上升，直至0.11MPa，121.3℃时，开始计时并控制温度，维持30分钟。

9. 灭菌时间到达后，关闭电源停止加热，自然冷却。

10. 待压力降至零时，打开排气阀，打开锅盖，小心取出灭菌好的物品。除液体培养基、半固体培养需要直立放置外，其余斜面放置倾斜30°，需要倒平板的培养基，待冷却至40~60℃时倒平板，然后至37℃恒温箱培养24小时，无菌生长，方可保存备用。

【实训报告】

略。

【实训提示】

1. 凡不能用此法灭菌的物品切记不能应用。倘若玻璃器皿含有水分，应待风干或烘干以后方可进行灭菌。

2. 放入灭菌锅内的物品不要过于拥挤，以免影响灭菌效果。

3. 在灭菌过程中，严禁打开锅盖，以免玻璃器材发生破裂。

4. 带有棉花或纸张的物品，在进行烘干时，不要接触到烘箱内壁的铁板，并严格控制温度，以免烧焦，甚至失火。

【实训思考】

1. 高压灭菌法的关键是什么？
2. 干热灭菌法为何要比湿热高温蒸汽灭菌法所需的温度高，时间长？
3. 紫外线灭菌法为何只适用于空气和物品表面的灭菌？

【实训体会】

1. 实训收获

2. 不足之处

3. 建议及其他

【实训测试】

实训技能考核表

项目名称：　　　　　　　　　　　　　　　　　　　　　测试日期：

	考核项目	分值	考核得分
实训前准备	1. 实训预习	1分	
	2. 实训仪器准备、玻璃器皿洗涤	1分	
	3. 灭菌物品准备、试液配制	1分	
实训过程	4. 药品、试剂取用准确、规范	1分	
	5. 培养基的制备	1分	
	6. 观察现象并记录	1分	
实训后整理	7. 仪器清洗并归位	1分	
	8. 实训结论	1分	
	9. 实训总结与体会	1分	
	10. 卫生整理	1分	
总分		10分	

单项技能三 细菌的接种技术与生长现象的观察

【实训目的】

1. 掌握无菌技术，树立无菌观念，能运用无菌操作技术进行细菌的接种操作。
2. 掌握接种环的制作方法、微生物培养箱的使用与维护。
3. 熟悉各类不同微生物生长繁殖的条件、方式和生长规律，学会细菌生长现象的观察方法。

【材料与仪器】

1. **菌种** 葡萄球菌、链球菌、大肠埃希菌、枯草芽胞杆菌。
2. **培养基** 固体培养基、半固体培养基、液体培养基。
3. **仪器** 温箱、酒精灯、接种环、接种针、试管架、L形玻棒、酒精棉球、打火机、记号笔等。

【方法与步骤】

1. 接种工具

（1）接种环和接种针：接种环用于固体、液体培养基的接种，接种针用于半固体培养基的接种。其结构主要包括环（针）、金属柄、绝缘柄等三部分，如图3-1所示。其中环（针）部分理想材质为白金丝，它具有受热和散热速度快、硬度适宜、不易生锈和经久耐用等特点，但价格昂贵。实验室通常使用的是经济实用的电热镍铬丝（300~500W）。接种环的一般要求：环长5~8cm，环直径为2~4mm，定量接种环的容量为0.001ml。

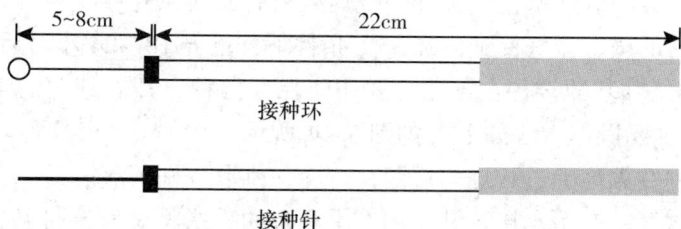

图3-1 接种环和接种针

使用前需检查接种环（针）的镍铬丝是否为直线，其环是否圆整。若镍铬丝有弯曲，则需将其压直；若环不圆，可将镍铬丝前端置于吸管尖部缠绕一圈后再将镍铬丝突出的部分朝内压紧即可。

（2）L形玻棒：主要用于液体标本的涂布接种。是由直径为2~3mm的玻璃棒弯曲成L形制成。在使用之前用厚纸包扎后进行高压蒸汽灭菌，也可沾取无水乙醇后在火焰上进行烧灼灭菌。

2. 接种方法

（1）液体培养基的接种：该法主要适用于细菌的增菌培养和进行细菌的生化反应等，主要操作方法如下：

1）右手拿接种环并将其在火焰上进行烧灼灭菌，冷却，备用。

2）左手拿试管，右手持接种环，并用右手空余手指将试管塞打开并夹住试管塞，试管口经过火焰烧灼灭菌后，用接种环在菌种管内挑取少量细菌，如图 3 - 2 所示。

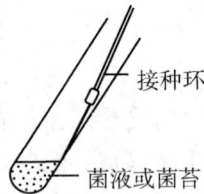

图 3 - 2　挑取细菌

3）将接种环伸入培养基试管内，并在贴近培养基液面的管壁上上下碾磨数次，使接种的细菌均匀地分布在培养基中，如图 3 - 3 所示。

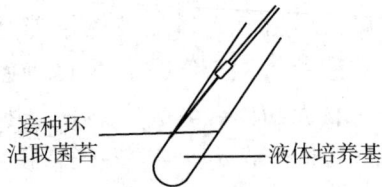

图 3 - 3　接种

4）将试管口灭菌后加塞，接种环经烧灼灭菌后放回原处。

5）将接种后的试管做好标记，在 35℃ 条件下，培养 18 ~ 24 小时后观察结果。

（2）半固体培养基的接种：该法主要用于保存菌种、开展细菌的生化反应和观察细菌的动力等，主要操作方法如下（如图 3 - 4 所示）：

1）将接种针在火焰上进行烧灼灭菌，待冷，挑取少许菌落。

2）左手持试管，右手拿接种针，用右手剩余的手指将试管塞打开，试管口经火焰灭菌后，将接种针从培养基的中心向下垂直插入接种，穿刺深度至试管底上方约 5mm 处，切勿穿至管底，最后由原穿刺线退出。

3）将试管口灭菌后加塞，接种针经烧灼灭菌后放回原处。

4）将接种后的试管做好标记，在 35℃ 条件下，培养 18 ~ 24 小时后观察结果。

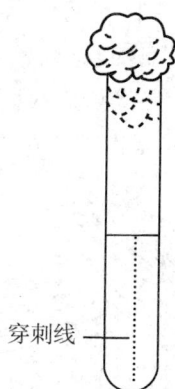

穿刺线 ——

图3-4 半固体培养基接种法

（3）平板划线接种法：该法多用于含菌量多的标本，通过划线可将标本中的多种细菌分散形成单个菌落，利于细菌的分纯和鉴定。主要有连续划线法和分区划线法两种。

1）连续划线法

A. 将接种环置于火焰上烧灼灭菌，冷却后挑取少量菌落。

B. 左手斜持平板，并用手掌托住平板的底部，五指固定好平板边缘，在酒精灯旁用拇指、示指和中指将平板盖撑开，开口角度为30°~45°，用右手将已挑取菌落的接种环先在平板一侧边缘均匀涂布（如图3-5中1所示），然后运用腕力将接种环在平板上自上而下，来回划线（如图3-5中2所示）。划线要密，不能重叠，要充分利用平板的面积，不能划破琼脂表面，注意无菌操作，要防止空气中的细菌污染。

C. 划线完毕后，盖上平板盖，将接种环烧灼灭菌后放回原处。

D. 在平板的底部做好标记，在35℃条件下，培养18~24小时后观察结果。

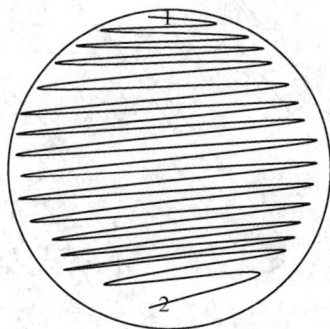

图3-5 固体培养基连续划线法示意图

2）分区划线法

A. 将接种环在火焰上烧灼灭菌，待冷却后挑取少许菌落。

B. 同连续划线法。将平板盖打开角度为30°~45°，将已挑取菌落的接种环在平板一端（1区）内作来回划线，再在2、3、4区依次划线，如图3-6所示，每区的划线须有数条线与上区交叉接触，每划完一区是否需要烧灼接种环要根据标本中含菌量的多少来确定，每区线间需保持一定距离，线条要密且不重复。

    C. 划线完毕，盖上平板盖，接种环经烧灼灭菌后放回原处。

    D. 在平板底部做好标记，在35℃条件下，培养18~24小时后观察结果。

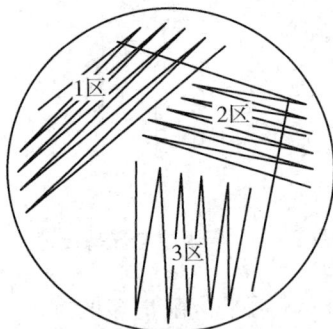

图3-6　固体培养基分区划线法示意图

（4）斜面培养基接种法：斜面培养基多用于细菌的纯培养，以便进一步鉴定细菌或保存菌种。

1）将接种环（针）置于火焰上烧灼灭菌，冷却后，挑取少许菌落。

2）左手拿试管，右手持接种环（针），并用右手空余手指将试管塞打开并夹住试管塞，试管口经火焰烧灼灭菌后，再将取有细菌的接种环（针）由斜面底部向上划一直线，再由下至上在斜面上作曲线划线，如图3-7所示。

3）试管口灭菌后加塞，接种环烧灼灭菌后放回原处。

4）在试管上做好标记，在35℃条件下，培养18~24小时后观察结果。

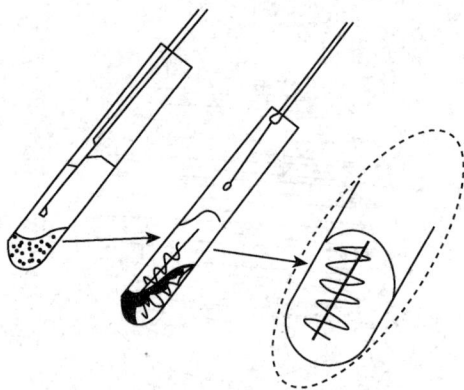

图3-7　斜面培养基接种法

（5）涂布接种法：涂布接种法主要用于活菌计数和药敏试验。

1）活菌计数：取一定稀释度的菌液0.1ml滴于平板上，再用无菌L形玻棒将其均匀地涂布在平板上，将平板扣入平板盖，在35℃条件下，培养18~24小时后计数菌落，计数公式为：每毫升所含活菌数＝菌落数×10×稀释倍数。

2）直接涂布法：一般用于纸片法或管碟法药敏试验。配制一定浓度的菌液，用无菌棉签蘸取适量菌液后，在管壁上挤去多余的液体，按三个方向在 MH 琼脂平板上均匀地涂布 3 次，最后沿平板的边缘涂布一周。将平板扣入平板盖，室温下放置 5 分钟，待平板表面稍干后，用无菌镊子将药敏纸片轻轻贴在培养基表面上，或向竖立在平板表面的牛津小杯内倾入不同浓度的药物，在 35℃ 条件下，培养 18 ~ 24 小时后观察结果，测量抑菌圈直径大小，根据判断标准评判结果。

（6）倾注培养法：此法多用于标本或样品中活菌计数。

1）将样品用无菌生理盐水稀释成 10^{-1}、10^{-2}、10^{-3}、10^{-4}、10^{-5} 等不同浓度的稀释液。

2）取不同稀释度的样品各 1.0ml 分别注入直径为 90mm 的无菌平板中，迅速加入已溶化且温度为 50℃ 左右的营养琼脂 15ml，充分混匀（轻轻转动平板），待凝固后翻转平板。

3）在 35℃ 条件下，培养 18 ~ 24 小时后计数菌落形成单位（colony forming unit, cfu），按如下公式计算细菌数：

$$1ml\ 样品中的活菌数 = 全平板\ cfu \times 稀释倍数$$

3. 细菌生长现象的观察

（1）液体培养基：浑浊生长（如葡萄球菌）、菌膜生长（如枯草杆菌）、沉淀生长（如链球菌）。主要观察点为：培养基的透明度、试管底和液面上是否有细菌生长现象。

（2）半固体培养基

1）无鞭毛的细菌仅沿穿刺线生长且穿刺线清晰，周围培养基透明（如葡萄球菌）。

2）有鞭毛的细菌会沿穿刺线向四周扩散生长，其穿刺线的边缘呈羽毛状，周围培养基变得浑浊（如大肠埃希菌）。

主要观察点为：穿刺线是否清晰、周围的培养基是否变得浑浊。

（3）固体培养基

1）菌落：是指由一个细菌生长繁殖而形成且肉眼可见的一个细菌集团。因其来源相同，同一个菌落的细菌为纯种细菌，不同细菌菌落的形态学特征也各有不同，可以用于细菌的鉴别。

2）菌苔：是指由多个菌落融合而成，可能含有杂菌。

3）菌落性状的描述指标：主要有菌落的大小、颜色、形状、凸扁、表面光滑度、透明度、湿润度、光泽、边缘、黏度、气味等，描述术语如下。

大小：以毫米计。

颜色：有无色素，颜色。

形状：圆形，不规则，放射状等。

表面光滑度：光滑，粗糙，乳突状等。

边缘：整齐，波纹状，锯齿状。

湿润度：湿润，干燥。

透明度：透明，半透明，不透明。

【实训报告】

1. 平板划线接种法的结果与记录

菌名	菌落形态观察						
	大小	颜色	形状	表面	边缘	湿润度	透明度
大肠埃希菌							
枯草杆菌							
金黄色葡萄球菌							
铜绿假单胞菌							

2. 液体培养基接种法的结果与记录

菌名	在液体培养基中的生长情况
大肠埃希菌	
金黄色葡萄球菌	
枯草杆菌	
链球菌	

3. 斜面培养基接种法的结果与记录

菌名	在斜面培养基中的生长情况
大肠埃希菌	

4. 半固体培养基接种法（穿刺接种法）的结果与记录

菌名	在半固体培养基中的生长情况
葡萄球菌	
大肠埃希菌	

【实训提示】

1. 在细菌接种过程中需严格无菌操作，每一步操作均应严格按要求进行，避免污染。操作时尽量不要说话，避免将口鼻靠近培养基表面，以防由呼吸道排出的细菌污染培养基。

2. 所有操作都应在酒精灯火焰的附近进行，平板盖、试管塞和瓶塞都应将平板、试管和锥形瓶拿在手上后打开，严禁将盖或塞事先打开或取下后放置在桌面上。

3. 接种针（环）在取菌种前要将镍铬丝灼烧至烧红，烧红后的接种针（环）稍冷后再取菌种，避免烫死菌种。

4. 取菌时注意菌落不宜取得过多，应蘸取而不要刮取，否则平板划线法接种时很难分离得到单个的菌落。

5. 在进行平板划线时要注意划线的力度和角度，用力不要过重，接种环和培养基表面一般呈30°~40°角为宜。半固体培养基接种时穿刺线要直，穿刺后要沿原穿刺线退出。

6. 接种完毕后，废弃的有菌材料，如有菌的平板、试管、玻片、吸管等，必须要灭菌后再清洗。

7. 若发生有菌材料的污染要及时进行消毒处理。

【实训思考】

1. 接种针（环）为什么要在取菌种前将镍铬丝灼烧至烧红，并冷却后再取菌种？

2. 当接种完毕后，如何进行接种器材的清洗和消毒处理？

【实训体会】

1. 实训收获

2. 不足之处

3. 建议及其他

【实训测试】

实训技能考核表

项目名称：　　　　　　　　　　　　　　　　　　　　测试日期：

考核项目		分值	考核得分
实训前准备	1. 实训预习	1分	
	2. 实训仪器准备、玻璃器皿洗涤	1分	
	3. 试液配制	1分	
实训过程	4. 药品、试剂取用准确、规范	1分	
	5. 细菌接种方法的操作	1分	
	6. 细菌生长观察现象并记录	1分	
实训后整理	7. 仪器清洗并归位	1分	
	8. 实训报告、结论	1分	
	9. 实训总结与体会	1分	
	10. 卫生整理	1分	
总分		10分	

单项技能四 革兰染色技术

【实训目的】

1. 能熟练进行菌样的涂片制作。

2. 了解革兰染色法的原理，能规范地进行革兰染色的操作。

3. 能根据染色结果准确判断出菌样的革兰属性。

【实训原理】

革兰染色法能将所有的细菌划分为革兰阳性菌（G^+）和革兰阴性菌（G^-）两类，该法是目前细菌学上最常用的鉴别染色法。

1. **等电点学说** G^+菌的等电点（pI $2 \sim 3$）比 G^-菌（pI $4 \sim 5$）低，在相同 pH 条件下 G^+菌所带的负电荷比 G^-菌要多，与带正电荷的碱性染料如结晶紫等结合牢固，不易脱色。

2. **化学学说** G^+菌含有大量的核糖核酸镁盐，与进入胞浆内的结晶紫及碘牢固结合形成大分子复合物，不易被 95% 的酒精脱色；而 G^- 含此种物质少，故易被乙醇脱色。

3. **通透性学说** 因 G^+菌和 G^-菌细胞壁结构和成分的不同，G^-菌的细胞壁中肽聚糖层较薄、交联度低，且含有较多的类脂质，容易被乙醇溶解，当用乙醇或丙酮脱色时，类脂质被其溶解，导致细胞壁的通透性增加，使初染的结晶紫和碘的复合物渗出，细菌被脱色，故再经蕃红复染后即成红色；G^+菌细胞壁中肽聚糖层厚、交联度高，类脂质与 G^-菌比较含量相对较少，当用脱色剂处理后使肽聚糖层的孔径缩小，其通透性反而降低，故细菌仍呈现初染时的颜色。

【材料与仪器】

1. **菌种** 大肠埃希菌琼脂斜面培养物（$18 \sim 24$ 小时）、葡萄球菌琼脂斜面培养物（$18 \sim 24$ 小时）、大肠埃希菌和葡萄球菌的混合菌液。

2. **试剂** 结晶紫、95% 酒精、卢戈碘液、稀释复红染液、液体石蜡。

3. **其他** 显微镜、香柏油、废液缸、载玻片、擦镜纸、接种环、蜡笔、洗瓶、酒精灯等。

【方法与步骤】

1. **细菌涂片标本的制作** 细菌涂片标本制作的基本步骤有涂片、干燥、固定等，如图 3 - 8 所示。

（1）涂片：取清洁无油迹的载玻片一张，在位于载玻片的中央滴 $1 \sim 2$ 滴生理盐水

（不宜过多）。将接种环置于火焰上烧灼灭菌，冷却后，从琼脂斜面上挑取少许菌苔，并将其混入载玻片上的生理盐水中，小心涂抹成直径约为 1.5cm 的均匀菌膜薄层。将接种环烧灼灭菌后放回原处。若用菌液制作涂片时，则不需在载玻片上加入生理盐水，可直接用接种环挑取菌液涂抹在载玻片上。

（2）干燥：将涂片置于桌面上，使其自然干燥；或将涂有细菌的一面朝上，在酒精灯火焰较远处微微加热烘干（不能紧靠火焰，以防细菌烤焦）。

（3）固定：将干燥后的标本片一面朝上，手持载玻片一端，将标本在酒精灯火焰外层来回迅速通过 3 次（以钟摆的速度），使涂抹的细菌固定在载玻片上。固定的目的是杀死细菌并使菌膜牢固黏附在玻片上，从而避免染色过程中被水冲洗掉，另外，通过固定还可凝固细菌的细胞质，进而改变细菌对染料的通透性，使细菌容易与染料结合而着色。

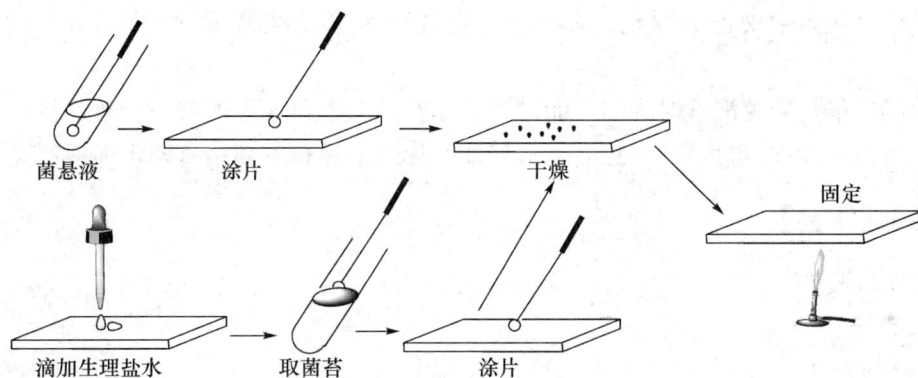

图 3-8　细菌涂片标本的制作

2. **革兰染色**　革兰染色的基本步骤如下：

1 分钟，水洗　　1 分钟，水洗　　20~30 秒，水洗　　1 分钟，水洗
结晶紫 ——→ 卢戈碘液 ——→ 95% 乙醇稀释 ——→ 石炭酸复红 ——→ 待干、镜检
（初染）　　（媒染）　　（脱色）　　（复染）

（1）初染：将混合菌液（葡萄球菌和大肠埃希菌）制成的细菌涂片平置于桌面，滴加适量的结晶紫染液于细菌涂抹处，并布满菌膜，染色时间约为 1 分钟，用细水流缓缓冲洗多余的染液，最后甩干载玻片上积水，备用。

（2）媒染：滴加卢戈碘液，并布满菌膜，维持约 1 分钟，用细水流缓缓冲洗，甩干载玻片上积水。

（3）脱色：将载玻片倾斜，滴加 95% 乙醇脱色（洗至流下的酒精中无紫色时为止），脱色时间为 20~30 秒。

（4）复染：滴加稀释复红染液于菌膜上，使其覆盖住菌膜，染色时间约 1 分钟。用水冲洗，甩净载玻片上的积水。用吸水纸吸干载玻片上的水分（或自然干燥）。

【实训报告】

略。

【实训提示】

1. 固定时，温度不能太高，以手背皮肤触及载玻片时不感觉过烫为宜，千万不得将载玻片停留于火焰上灼烤。

2. 因细菌涂膜的厚薄各异，掌握好脱色时间，是革兰染色成功的关键环节。脱色时间过短，革兰阴性菌仍保留紫色可造成假阳性；反之，脱色过长，革兰阳性菌也可被染成红色。脱色后，立即用水冲洗去酒精，甩干积水。

【实训思考】

1. 试阐述革兰染色的原理，并指出葡萄球菌和大肠埃希菌分别属于革兰阳性或阴性？

2. 制作革兰染色涂片时为何不能过于浓厚？革兰染色成败的关键步骤是什么？

3. 当对未知菌进行革兰染色时，如何证明你的染色技术和结果的正确性？

【实训体会】

1. 实训收获

2. 不足之处

3. 建议及其他

【实训测试】

实训技能考核表

项目名称：   测试日期：

考核项目		分值	考核得分
实训前准备	1. 实训预习	1分	
	2. 实训仪器准备、玻璃器皿洗涤	1分	
	3. 试液配制	1分	
实训过程	4. 细菌涂片标本的制作	1分	
	5. 革兰染色	1分	
	6. 观察现象并记录	1分	
实训后整理	7. 仪器清洗并归位	1分	
	8. 实训结论	1分	
	9. 实训总结与体会	1分	
	10. 卫生整理	1分	
总分		10分	

单项技能五　细菌形态结构的观察与显微镜的使用

【实训目的】

1. 熟悉常见细菌的大小、形态结构。
2. 掌握细菌基本形态和特殊结构的观察方法。
3. 掌握显微镜油镜的原理、使用范围及维护方法，了解荧光显微镜的基本构造和使用方法。

【材料与仪器】

1. **标本**　各种球菌、弧菌、杆菌、荚膜、鞭毛、芽胞等已制备好的细菌染色标本片。
2. **器材及其他**　显微镜、载玻片、擦镜纸、香柏油、二甲苯等。

【方法与步骤】

1. 细菌的基本形态和特殊构造的观察

（1）细菌的基本形态

细菌基本形态的观察要点：球菌、弧菌、杆菌等细菌的染色性、大小、形状和排列方式等。

（2）特殊结构的观察

特殊结构的观察要点：荚膜、鞭毛、芽胞等这些特殊结构的大小、形状及其在菌体中的具体位置。

2. 光学显微镜油镜的使用

（1）光学显微镜的构造：光学显微镜的构造分为机械部分、照明部分和光学部分。机械部分包括：镜座、镜臂、镜台、镜筒、物镜转换器、调节器等；照明部分包括：反光镜、聚光镜、光圈等；光学部分包括：接物镜、接目镜等（如图3-9）。

显微镜的接物镜分为低倍镜（10×或10/0.25，镜头最短，其上常刻有黄色环圈）、高倍镜（40×或40/0.65，镜头较长，其上常刻有蓝色环圈）、油镜（100×或100/1.30，镜头最长，其上常刻有白色环圈或"oil"字样），其放大的倍数依次增高。

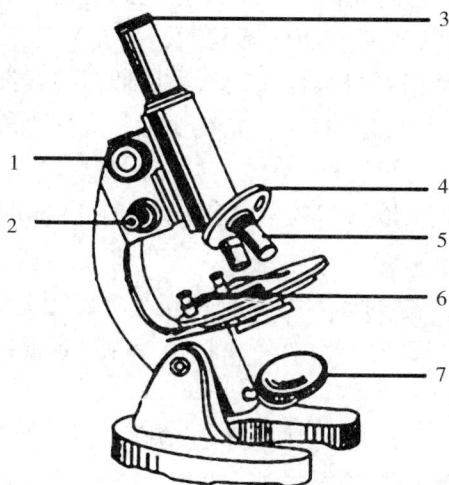

图3-9 光学显微镜的构造

1. 粗准焦螺旋；2. 细准焦螺旋；3. 目镜；4. 转换器；5. 接物镜；6. 压片夹；7. 反光镜

（2）油镜的使用原理：当光线从标本片透过后，因载玻片（$n=1.52$）和空气（$n=1.0$）的折光率不同，部分光线透过玻片进入空气后发生折射，不能进入接物镜，从而使射入接物镜的光线减少，导致物像不清晰。若在接物镜（油镜）和玻片之间滴加香柏油，因香柏油的折光率（$n=1.515$）与玻璃折光率相近，使进入接物镜（油镜）的光线增多，视野光亮度增强，物像更清晰，如图3-10所示。

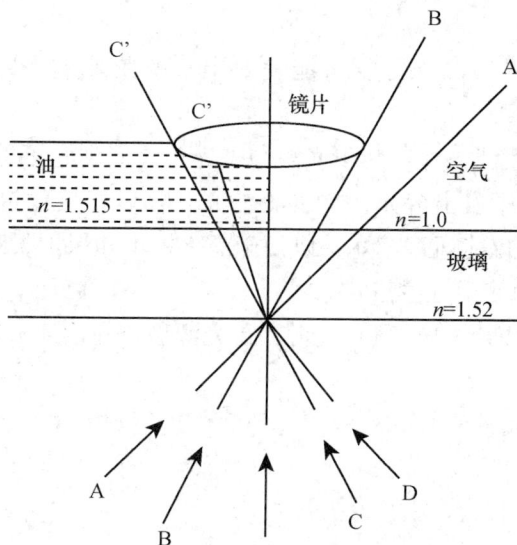

图3-10 显微镜油镜的使用原理

（3）使用方法

1）采光：使用显微镜时应端坐，并将显微镜置于胸前适当的位置。将低倍镜转到中央并对准下方的聚光器，打开光圈，转动反光镜，使光线集中于聚光器，当使用人工光源时，凹面为反光镜，若以自然光为光源时，平面为反光镜。根据所观察的标本，通过升降聚光器和缩放光圈以获得最佳光度。当用低倍镜或高倍镜观察时，要适当缩小光圈，下降聚光镜；若用油镜观察时，光线要强，应把光圈全部打开，并将聚光镜上升到最高位置处。

2）低倍镜观察：镜检任何标本都必须要养成先用低倍镜观察的习惯。因为低倍镜视野较大，容易发现目标和确定检查的位置。首先将要观察的标本置载物台上，用弹簧夹和推进器固定，使被观察的标本处在物镜正下方，上升载物台至不能升高为止。用目镜观察并同时用粗调节旋钮慢慢下降载物台，待看到模糊的图像时，再用细调节旋钮使物像清晰为止。

3）油镜的使用：当低倍镜找到物像并调至清晰后，在低倍镜观察的基础上转换到油镜，在载玻片的标本上滴加 1 滴香柏油，将油镜头转换至镜台中央，缓缓调节粗调节器，使镜头浸入油中，当油镜头几乎接触玻片时停止转动，要避免镜头与玻片相撞，此时边观察接目镜边缓慢转动粗调节器，待看到模糊物像时缓慢转动细调节器，直到找到清晰物像。

镜检时将标本按一定方向呈"弓"形移动，直到将整个标本观察完全，以防漏检。观察时应将双眼同时睁开，左眼用于观察，右眼用于记录和绘图。标本观察结束后，首先将物镜头移开，然后转动粗调节器下降载物台，并取下玻片，立即用擦镜纸擦净镜头上的香柏油。

3. 荧光显微镜的使用

（1）构造

1）光源：荧光显微镜的光源要求能发射丰富的紫外光和紫蓝光，通常用 150 ~ 200W 高压汞灯作为光源。

2）滤光片：①激发滤光片：装于光源与聚光镜之间，它可选择性的使紫外光及紫蓝光通过，并激发荧光素发出荧光；②吸收滤光片：装于接物镜与接目镜之间，可以吸收紫外光及紫蓝光，仅能通过荧光，以便于观察标本和保护眼睛。

（2）荧光显微镜的使用方法

1）将荧光显微镜置暗室内，开启光源，待光源稳定并达到一定亮度后（通常为 5 ~ 10 分钟），对准光轴。

2）装好配对的激发滤光片和吸收滤光片后再进行观察，其操作方法与光学显微镜相同。

【实训报告】

略。

【实训提示】

1. 显微镜是精密光学仪器，在搬动过程中要右手紧握镜臂，左手托住镜座，平端于胸前，注意轻拿轻放。

2. 在显微镜放置到实验台上时，应首先轻放镜座的一端，再将镜座全部放稳在桌面上，严禁将镜座全面同时与桌面接触，否则会因震动过大导致透镜和微调节器的装置损坏。

3. 避免强酸（碱）、三氯甲烷、酒精、乙醚等化学药品与显微镜接触，避免日光照晒，注意保持清洁。

4. 目镜和物镜不要随便卸下，必须抽取目镜时，要将镜筒上口用布遮盖，防止灰尘落入镜筒内。更换接物镜时，卸下后应倒置于清洁的台面上，并随即置放在物镜的管内。

5. 细调节器是显微镜中最精细和脆弱的部件，严禁将其向一个方向连续转动数周，使用时要轻微地来回旋转。

6. 油镜使用完毕后必须保持镜头清洁，要立即用擦镜纸拭去香柏油。若油镜的镜头上油迹不能擦干净，应先将二甲苯（或 1∶1 醇醚混合液）滴在擦镜纸上擦拭镜头，最后用干净的擦镜纸将镜头擦净。

7. 在将显微镜放入镜箱之前，下降聚光器，再将物镜转成"品"字形。

8. 荧光显微镜若使用高压汞灯作光源时，使用时一经打开不宜中断，若断电后，则需待汞灯冷却后才能再次启用（约 15 分钟）。

9. 因标本在高压汞灯下照射超过 3 分钟后，有荧光减弱的现象，因此使用荧光显微镜观察标本时间不应太长。

【实训思考】

1. 在使用油镜时，为什么必须用香柏油？
2. 在镜检标本时，为什么先用低倍镜观察，而不是直接用高倍镜或油镜观察？
3. 绘出细菌的几种基本形态。

【实训体会】

1. 实训收获

2. 不足之处

3. 建议及其他

【实训测试】

实训技能考核表

项目名称：　　　　　　　　　　　　　　　　　　　　　　　测试日期：

	考核项目	分值	考核得分
实训前准备	1. 实训预习	1分	
	2. 实训仪器准备	1分	
	3. 试液配制	1分	
实训过程	4. 光学显微镜的使用方法操作	1分	
	5. 细菌形态观察	1分	
	6. 记录结果	1分	
实训后整理	7. 仪器归位	1分	
	8. 实训报告、结论	1分	
	9. 实训总结与体会	1分	
	10. 卫生整理	1分	
总分		10分	

单项技能六 动物实验的基本操作技术

【实训目的】

1. 掌握常用实验动物的固定方法。
2. 掌握常用实验动物的接种方法及采血方法。
3. 了解实验动物接种在微生物分离鉴定中的应用。

【材料与仪器】

1. **实验动物** 家兔、小白鼠、豚鼠、鸡等。
2. **试药** 碘酒、75%乙醇、3%来苏尔、凡士林、无菌生理盐水等。
3. **器材** 解剖台、无菌注射器、剪刀、镊子、大头针、温度计、烧杯、酒精灯等。

【方法与步骤】

动物实验已成为医药科学研究和实验教学及相关学科研究中必不可少的重要手段。动物的实验方法有多种多样，其基本的实验方法是：①健康动物的识别、选择、抓取、编号、动物分组、固定、脱毛、麻醉、给药、采血、取尿、急救、处死、尸检等，不论从事何种项目的医学研究都离不开这套动物实验基本操作方法。②动物实验根据机体水平不同可分为：整体实验和离体实验。还可进一步细分为：分子、亚细胞、细胞、组织、器官、整体动物及无损伤动物等实验。按动物实验时间的长短则可分为急性实验和慢性实验。③按学科的实验方法可分为：生理学、病理生理学、药理学、病理解剖学、组织学等动物实验方法。

常用的实验动物主要有家兔、小鼠、大鼠、豚鼠、鸡、绵羊等。常见的接种方法有静脉、腹腔、皮内、皮下、肌肉、脑内接种等。

1. 动物固定方法

（1）小鼠固定法：小鼠性情温顺，一般不会主动咬人，但取用时动作也要轻缓。

方法一：抓取时先用右手提起鼠尾，置于鼠笼盖上或粗糙物面上，用右手将鼠尾向后轻拉，此时小鼠前肢将会紧紧的抓住粗糙面，再用左手拇指和示指抓紧小白鼠耳侧和头颈部皮肤，将小鼠身体翻转使其腹部朝上，并将小鼠背部皮肤固定于左手中指、无名指及拇指基部之间，将小鼠尾巴夹在无名指、小指和手掌之间，小白鼠即仰卧固定于左手上。消毒局部后，即可进行注射（图3-11）。该固定方式主要适用于腹腔、皮下、肌内注射、小鼠灌胃等实验操作。

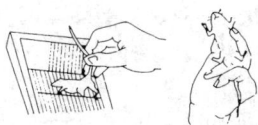

图3-11 小鼠固定法

方法二：将小鼠先行麻醉，然后将小鼠置于仰卧位，用大头针将小鼠四肢固定于解剖台上。此法主要用于心脏采血、小鼠解剖或尾静脉注射。

方法三：如图 3-12 所示，手提鼠尾，将小鼠头部对准鼠筒口并送入筒内，调节鼠筒长短至合适位置，将尾巴露出鼠筒外，固定鼠筒盖即可。此外，也可以用倒置的玻璃漏斗或烧杯代替小鼠尾静脉注射架。此法主要用于小鼠尾静脉注射或尾静脉采血等操作。

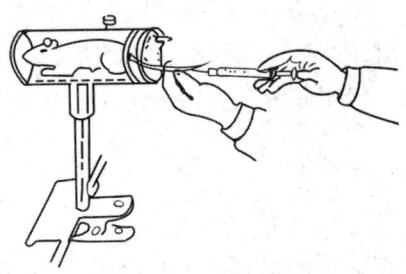

图 3-12　小鼠尾静脉注射架

（2）家兔的抓取和固定法：家兔比较驯服一般不会咬人，但因脚爪锋利，应避免被抓伤。家兔的固定需要用固定器或由实验助手协助对其固定。

1）抓取方法：首先用右手抓住兔颈部的毛皮轻轻提起（不能采用抓双耳或抓提腹部），然后左手托其臀部或腹部，使兔成坐位姿势，并使其兔体重重量的大部分集中在左手上，如图 3-13 所示，这就避免了抓取过程中对动物的损伤。

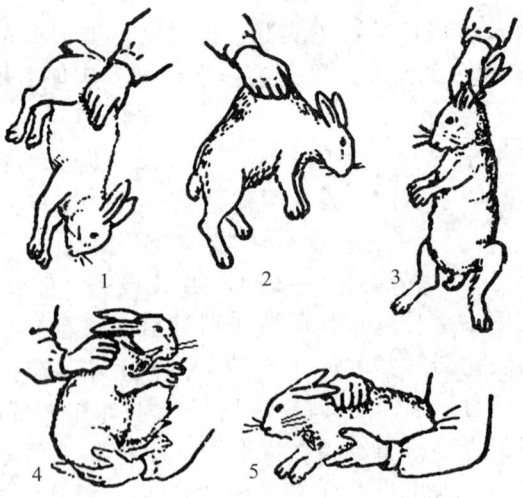

图 3-13　家兔抓取方法

1、2、3 均为不正确的抓取方法（1. 可损伤两肾；2. 可造成皮下出血；3. 可伤两耳），
4、5 为正确的抓取方法。颈后部的皮厚可以抓，并用手托住兔体

2）固定方法

方法一：使家兔俯卧在手术台上，由实验助手按住前后躯，使兔背部隆起即可；也可用筒（盒）式金属固定器固定。此法主要用于耳静脉、皮内或皮下注射。

方法二：使家兔仰卧，四肢固定在解剖台上（图3-14）；或由助手用左手固定家兔的头部和两只前腿，右手按住后腿根部，充分暴露胸部。该法适用于心脏采血和耳静脉注射。

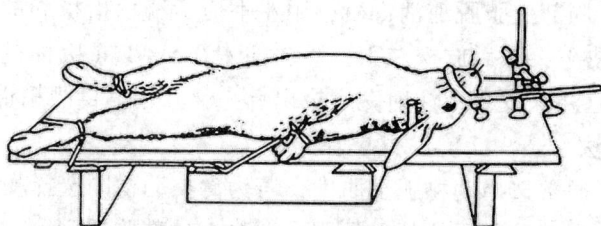

图3-14 家兔台式固定法

（3）豚鼠固定法：豚鼠较为胆小易惊，在抓取时，不宜给予强烈刺激，故在抓取时必须稳、准和迅速。一般抓取方法是：抓取幼小豚鼠时，用两手捧起来即可；成熟动物则先用手掌迅速扣住鼠背，抓住其肩胛上方，以拇指和示指环握颈部，另一只手托住其臀部，还可用固定器固定豚鼠或将豚鼠四肢固定在木板上（图3-15）。

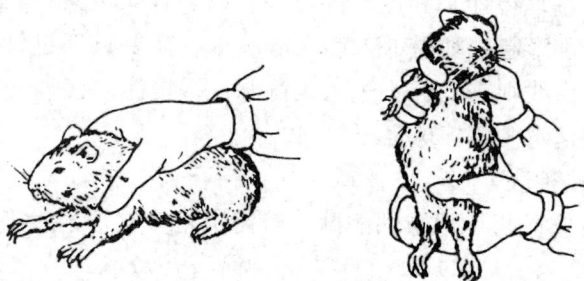

图3-15 豚鼠的抓取固定方法

2. 动物接种技术 接种前先用注射器吸取接种材料，吸取接种材料后将注射器倒置，使针头朝上，注意吸取量要比接种量稍多。将针头插入一根无菌棉签内，缓慢推动注射器排除针筒内空气，严禁菌液漏出或溅出，排完针筒内的空气之后，将棉签投入消毒容器内或进行焚烧处理。注射完毕后，先将注射器在消毒容器内吸水冲洗1次，再用镊子将针头取下，与针筒一起放入消毒容器内进行消毒处理。

实验动物在接种前需先将其接种部位进行脱毛，消毒；接种完毕，需在动物身上做好标记，详细填写实验动物记录卡，包括动物名称、动物组别、编号、注射内容物、注射部位、注射剂量、注射日期等。

（1）皮内接种法

1）注射部位：通常选择动物背部两侧皮肤。

2）接种方法：局部皮肤脱毛消毒后，用左手将局部皮肤绷紧，选用1ml注射器吸入接种材料，将针头尖端斜面朝上，平刺入皮肤内，缓缓注入0.1~0.2ml接种材料。若注射部位呈现小圆丘形隆起，表明已注入皮内。注射完后拔出针头，并用消毒酒精棉球轻压片刻。

（2）皮下接种法

1）注射部位：以动物的腹股沟、背部、腹壁中线处为宜。

2）接种方法：局部皮肤脱毛消毒后，用左手拇指和示指将局部皮肤轻轻提起，将注射器针头斜刺入皮下，然后放松左手，缓缓注入 0.5~1ml 接种材料，当注射部位出现片状隆起则表示已注入皮下。注射完后拔出针头，并用消毒酒精棉球轻压片刻。

（3）肌肉接种法

1）注射部位：通常选择动物腿部肌肉，若为禽类动物则选择胸部肌肉。

2）接种方法：在实验助手的帮助下固定动物，局部脱毛消毒，将注射器针头垂直刺入肌肉层内，缓缓注入 0.2~1ml 接种材料。

（4）静脉接种法

1）小白鼠尾静脉接种法

A. 将小鼠固定好，鼠尾露出笼外。用左手捏住鼠尾根部，将尾巴浸入到 45~50℃ 的温水中 1~2 分钟，让尾静脉充血，也可用手指轻弹尾部使其充血。

B. 左手固定鼠尾，鼠尾局部皮肤消毒。右手持注射器，从距离尾尖 2~3cm 处，沿尾静脉平行刺入，左手将针头和鼠尾固定住，以防针头滑落，轻轻推入少量接种材料，若注入后出现局部隆起，则提示未刺入静脉内，需要重新进针注射，若推入液体很顺畅，并呈现一条白线则表示针头进入尾静脉。缓慢注入接种材料 0.5~1ml。注射完后拔出针头，并用消毒酒精棉球轻压片刻。

2）家兔耳静脉接种法

注射部位：一般选择两耳外缘的静脉，若需进行多次注射，则需先从耳尖处开始注射。

接种方法：将家兔固定好。轻弹兔耳使其静脉充血，局部皮肤常规消毒。用左手拇指和中指夹住耳部，以示指托住耳缘静脉下。将注射器针头斜面朝上，沿血管方向平刺入血管，缓缓注入接种材料。当推入液体顺畅并见血管颜色变白，则表明已注入血管内；若注射部位出现片状隆起，说明未刺入血管，需重新进针注射。注射完后拔出针头，并用消毒酒精棉球轻压片刻。

（5）小白鼠腹腔接种法：左手斜持小鼠，使其头部稍向下，将小鼠固定好，腹部皮肤常规消毒，右手持注射器并斜刺入皮下，刺穿皮肤并进入腹腔内，抽吸注射器，若无回血或尿液，则表明针头未刺入肝脏或膀胱等器官，再注入 0.5~1ml 接种材料，注射完后拔出针头，消毒针刺处。

（6）脑内接种法

小白鼠脑内接种：将小鼠麻醉，左手固定头部，右手持 1ml 注射器，在眼耳连线的中间处垂直刺入，缓慢注入不超过 0.04ml 的接种材料，注入时速度不宜过快，以免使颅内压力突然增高。

3. 动物采血技术 若需要采集动物的全血或血细胞，需提前准备好装有玻璃珠的无菌容器，抽出的血液必须立即注入无菌采血瓶内，并连续振摇 10~15 分钟，以免血液凝固。在注入血液时应先将注射器针头取下，沿瓶壁注入无菌采血瓶内，以免发生溶血。若需采集动物的血浆，则需要先在容器中加入适量的抗凝剂。

（1）家兔采血法

1）心脏采血法：将家兔置于仰卧位，并固定于解剖台上，或在实验助手帮助下固定好。采血者先用左手拇指在其胸骨剑突上方二横指中线偏左处，触摸心跳，并找到心跳最明显处，然后在此处局部皮肤脱毛消毒。右手持注射器，从心跳最明显处垂直进针，若刺入心脏，则针头会有明显的搏动感，回抽注射器时有血液；如抽不出血液，表示针头未进入心脏，可将针头退至皮下后再刺入。此法还可用于豚鼠心脏采血。

2）家兔耳静脉采血法：将家兔固定好，先轻弹兔耳使其耳部充血，再用酒精棉球或二甲苯在耳缘静脉处涂擦，当涂擦处静脉隆起时，用针头将静脉末端刺破，立即用容器收集血液。此法可收集血液 1～2ml。

（2）绵羊颈静脉采血法

1）在实验助手的协助下，使绵羊侧卧在地上，将绵羊四肢用绳子捆绑固定。

2）助手将羊头固定好，并将颈部毛脱去，用橡皮管扎在颈静脉的近心端，可见显著的血管隆起，用手触摸有弹性。局部皮肤消毒，用无菌粗针头从向心方向刺入颈静脉，抽取血液。抽血完毕后，松开橡皮管，拔出针头，并用消毒酒精棉球轻压片刻。

（3）鸡采血法

1）鸡翼下静脉采血法：在助手协助下使鸡侧卧并固定，暴露出翼下静脉。消毒后，左手压迫静脉的近心端，使静脉隆起，右手持注射器刺入静脉采血。

2）鸡心脏采血法：在助手协助下使鸡右侧卧并固定好，露出胸部，找到由胸骨到肩胛骨的皮下大静脉，鸡心脏在该静脉分支下侧附近。用示指摸到心跳后，脱去局部羽毛，消毒皮肤，事先在无菌注射器内吸取适量抗凝剂，由心跳最明显处垂直刺入，通过胸骨后继续向前刺入，若针头进入心脏，针头会有明显的搏动感，立即抽吸注射器，抽取所需血量。

（4）小白鼠、大鼠尾静脉采血法：因小白鼠和大鼠的尾静脉较细，不易被刺破，多采用断尾采血法。先将小鼠固定好，用碘酒和酒精消毒尾巴，然后用无菌剪刀将尾尖端剪断，迅速用小试管收集血液，该法收集的血量较少。

【实训报告】

略。

【实训提示】

1. 鸡心脏采血时，因鸡血很容易凝固，若需采集全血，需用肝素抗凝剂。

2. 家兔心脏采血时，切勿在心脏附近改变针头的方向，避免将心脏刺破导致家兔死亡。

【实训思考】

1. 实验动物固定和抓取的方法有几种？
2. 小鼠、大鼠的采血方法有哪些？各是如何进行的？
3. 家兔的采血方法有哪些？各是如何进行的？

【实训体会】

1. 实训收获

2. 不足之处

3. 建议及其他

【实训测试】

实训技能考核表

项目名称：   测试日期：

考核项目		分值	考核得分
实训前准备	1. 实训预习	1 分	
	2. 实验动物、器具的准备	1 分	
	3. 试液配制	1 分	
实训过程	4. 实验动物的固定和抓取	1 分	
	5. 实验动物接种技术	1 分	
	6. 实验动物采血技术	1 分	
实训后整理	7. 实验动物的处理	1 分	
	8. 实训报告、结论	1 分	
	9. 实训总结与体会	1 分	
	10. 卫生整理	1 分	
总分		10 分	

第四部分 | 药品生物检定技术实训

实训项目一 5%葡萄糖注射液的无菌检查
（薄膜过滤法）

【实训目的】

1. 掌握常用注射剂的无菌检查及其结果判断与分析。
2. 熟悉无菌制剂进行无菌检查的几种常用培养基。
3. 了解不同类型的生物制品应采用的微生物学检查法。

【实训原理】

无菌检查是利用无菌操作的方法，将被检查的药品分别加入适合需氧菌、厌氧菌和真菌生长的液体培养基中，置于适宜温度下培养一定时间后，观察有无微生物生长，以判断药品是否合格。无菌制剂（包括注射剂）都应按药典规定经过严格的无菌检验，证明均无菌生长才算合格。具体方法按2015年版《中国药典》四部（附录）规定严格执行。

无菌检查操作过程包括培养基的制备、培养基的适用性检查（无菌检查和灵敏度检查）、稀释液和冲洗液的制备、方法验证试验、取样、供试品无菌检查。供试品无菌检查的方法有薄膜过滤法和直接接种法两种。只要供试品性状允许，应采用薄膜过滤法，供试品无菌检查采用的检验方法和检验条件应与验证的方法相同。本试验采用薄膜过滤法进行无菌检查。

【材料与仪器】

1. **菌种** 从国家药品检定机构购买。
   金黄色葡萄球菌（*Staphylococcus aureus*）［CMCC（B）26 003］
   铜绿假单胞菌（*Pseudomonas aeruginosa*）［CMCC（B）10 104］
   枯草芽孢杆菌（*Bacillus subtilis*）［CMCC（B）63 501］
   生孢梭菌（*Clostridium sporogenes*）［CMCC（B）64 941］
   白色念珠菌（*Candida albicans*）［CMCC（F）98 001］
   黑曲霉（*Aspergillus niger*）［CMCC（F）98 003］
2. **培养基** 硫乙醇酸盐液体培养基、胰酪大豆胨液体培养基。
3. **供试品** 5%葡萄糖注射液。

4. **其他** 无菌吸管、滴管、注射器、针头、小砂轮、碘酒、乙醇、棉签等。

【方法与步骤】

1. 培养基的适用性检查

（1）无菌性检查：每批培养基随机抽取不少于5支（瓶），培养14天，应无菌生长。

（2）灵敏度检查

①菌液的制备：接种金黄色葡萄球菌、铜绿假单胞菌、枯草芽孢杆菌的新鲜培养物至胰酪大豆胨液体培养基中或胰酪大豆胨琼脂培养基上，接种生孢梭菌的新鲜培养物至硫乙醇酸盐流体培养基中，30～35℃培养18～24小时；接种白色念珠菌的新鲜培养物至沙氏葡萄糖液体培养基中或沙氏葡萄糖琼脂培养基上，20～25℃培养24～48小时，上述培养物用pH 7.0无菌氯化钠–蛋白胨缓冲液或0.9%无菌氯化钠溶液制成每1ml含菌数小于100cfu（菌落形成单位）的菌悬液。

接种黑曲霉的新鲜培养物至沙氏葡萄糖琼脂斜面培养基上，20～25℃培养5～7天，加入3～5ml含0.05%（ml/ml）聚山梨酯80的pH 7.0无菌0.9%氯化钠–蛋白胨溶液，将孢子洗脱。然后，用适宜的方法吸出孢子悬液至无菌试管内，用含0.05%（ml/ml）聚山梨酯80的pH 7.0无菌0.9%氯化钠–蛋白胨溶液制成每1ml含孢子数小于100cfu的孢子悬液。菌悬液在室温下放置应在2小时内使用，若保存温度为2～8℃可在24小时内使用。黑曲霉孢子悬液可保存温度为2～8℃，在验证过的贮存期内使用。

②培养基接种：取每管装量为12ml的硫乙醇酸盐流体培养基7支，分别接种小于100cfu的金黄色葡萄球菌、铜绿假单胞菌、生孢梭菌各2支，另1支不接种作为空白对照，培养3天；取每管装量为9ml的胰酪大豆胨液体培养基7支，分别接种小于100cfu的白色念珠菌、枯草芽孢杆菌、黑曲霉各2支，另1支不接种作为空白对照，培养5天。逐日观察结果。

③结果判断：空白对照管应无菌生长，若加菌的培养基管均生长良好，判定该培养基的灵敏度检查符合规定。

2. 方法适用性试验

（1）菌种及菌液制备：除大肠埃希菌外，金黄色葡萄球菌、枯草芽孢杆菌、生孢梭菌、白色念珠菌、黑曲霉的菌液制备详见培养基灵敏度检查中的介绍。大肠埃希菌的菌液制备同金黄色葡萄球菌。

（2）取每种培养基规定接种的供试品总量按薄膜过滤法过滤，冲洗，在最后一次的冲洗液中加入小于100cfu的试验菌，过滤。取出滤膜接种至硫乙醇酸盐流体培养基或改良马丁培养基中，或将培养基加至滤筒内。另取一个装有同体积培养基的容器，加入等量试验菌，作为对照。置规定温度培养3～5天。各试验菌同法操作。

3. 供试品的检验数量和接种量 按表4–1～表4–3的规定执行。

表 4-1　批出厂产品及生物制品的原液和半成品最少检验数量

供试品	批产量 N（个）	最少检验数量
注射剂	≤100	10% 或 4 个（取较多者）
	100 < N ≤ 500	10 个
	>500	2% 或 20 个（取较少者）
		20 个（生物制品）
大体积注射液（>100ml）		2% 或 10 个（取较少者）
		20 个（生物制品）
冻干血液制品（>5ml）	每柜冻干 ≤200	5 个
	每柜冻干 >200	10 个
（≤5ml）	≤100	5 个
	100 < N ≤ 500	10 个
	>500	20 个
眼用及其他非注射产品	≤200	5% 或 2 个（取较多者）
	>200	10 个
桶装固体原料	≤4	每个容器
	4 < N ≤ 50	20% 或 4 个容器（取较多者）
	>50	2% 或 10 个容器（取较多者）
抗生素原料药（≥5g）		6 个容器
生物制品原液或半成品		每个容器（每个容器制品的取样量为总量的 0.1% 或不少于 10ml，每开瓶一次，应如上法抽验）
体外用诊断制品半成品		每批（抽验量应不少于 3ml）
医疗器具	≤100	10% 或 4 件（取较多者）
	100 < N ≤ 500	10 件
	>500	2% 或 20 件（取较少者）

注：若供试品每个容器中的装量不够接种两种培养基，则最少检验数量加倍。

表 4-2　上市抽验样品的最少检验数量

供试品	供试品最少检验数量（瓶或支）
液体制剂	10
固体制剂	10
血液制品 V < 50ml	6
血液制品 V ≥ 50ml	2
医疗器具	10

注：①若供试品每个容器中的装量不够接种两种培养基，则最少检验数量增加相应倍数；②抗生素粉针剂（≥5g）及抗生素原料药（≥5g）的最少检验数量为 6 瓶（或支）。桶装固体原料的最少检验数量为 4 个包装。

表4-3　供试品的最少检验量

供试品	供试品	每支供试品接入每种培养基的最少量
液体制剂	≤1ml	全量
	1ml<V≤40ml	半量，但不得少于1ml
	40ml<V≤100ml	20ml
	V>100ml	10%，但不得少于20ml
固体制剂	M<50mg	全量
	50mg≤M<300mg	半量
	300mg≤M<5g	150mg
	M≥5g	500mg
		半量（生物制品）
生物制品的原液及半成品		半量
医疗器具	外科用敷料棉花及纱布	取100mg或1cm×3cm
	缝合线、一次性医用材料	整个材料①
	带导管的一次性医疗器具（如输液袋）	二分之一内表面积
	其他医疗器具	整个器具①（切碎或拆散开）

注：①如果医疗用器械体积过大，培养基用量可在2000ml以上，将其完全浸没。

4. **操作方法**　取规定量，直接过滤，或混合至含适量稀释液的无菌容器内，混匀，立即过滤。如供试品具有抑菌作用或含防腐剂，须用冲洗液冲洗滤膜，冲洗次数一般不少于3次，所用的冲洗量、冲洗方法同方法验证试验。冲洗后，如用封闭式薄膜过滤器，分别将100ml硫乙醇酸盐流体培养基及胰酪大豆胨液体培养基加入相应的滤筒内，按规定的培养条件进行培养。

5. **结果判断**　空白对照管应无菌生长，若加菌的培养基管均生长良好，判定该培养基的灵敏度检查符合规定。阳性对照管应生长良好，阴性对照管不得有菌生长。否则，试验无效。若供试品管均澄清，或虽显浑浊但经确证无菌生长，判定供试品符合规定；若供试品管中任何一管显浑浊并确证有菌生长，判定供试品不符合规定，除非能充分证明试验结果无效，即生长的微生物非供试品所含。

当符合下列至少一个条件时方可判定试验无效：①无菌检查试验所用的设备及环境的微生物监控结果不符合无菌检查法的要求；②回顾无菌试验过程，发现有可能引起微生物污染的因素；③供试品管中生长的微生物经过鉴定后，确证是因无菌试验中所使用的物品和（或）无菌操作技术不当引起的。试验若经确认无效，应重试。重试时，应重新取同量供试品，依法检查，若无菌生长，判定供试品符合规定；若有菌生长，判定供试品不符合规定。

【实训报告】

无菌检查实验结果记录

品名：5%葡萄糖注射液　　　　批号：

规格：　　　　检验日期：

检定依据：2015 年版《中国药典》

检测环境：　　温度：　　　　湿度：

培养箱（Ⅰ）：　　　　培养箱（Ⅱ）：

培养基种类、温度及装量：

液体硫乙醇酸盐培养基（Ⅰ批号）：培养需养菌、厌氧菌、阳性菌及阴性对照，温度 30～35℃，装量 100ml。

胰酪大豆胨液体培养基（Ⅱ批号）：培养真菌，温度 20～25℃，装量 100ml。

对照菌：

菌液制备：取对照菌一白金耳，接种于 10ml（Ⅲ）培养基内，经 30～35℃培养 18～24 小时后，用 0.9%无菌氯化钠溶液 10 倍递增稀释至每毫升小于 100 个菌，备用。

样品处理：取样，全量通过全封闭式薄膜过滤器过滤后，再分别注入上述培养基，置 30～35℃（Ⅰ）及 20～25℃（Ⅱ）培养。观察结果如下：

培养天数		1	2	3	4	5	6	7	8	9	10	11	12	13	14
硫乙醇酸盐培养基（30～35℃）	供试品														
	阴性对照														
	阳性对照														
胰酪大豆胨液体培养基（20～25℃）	供试品														
	阴性对照														
	阳性对照														

结论：

检验人：　　　　复核人：

【实训提示】

1. 无菌检查法应用于各种注射剂、眼用及创伤用制剂、植入剂、可吸收的止血剂、外科用敷料、器材等。上述各类制剂必须进行严格的无菌检查以保证药品安全性，应不得检出细菌、放线菌、真菌及酵母菌等活菌。

2. 所有阳性菌的操作均不得在无菌区域进行，以防止交叉污染。

3. 进入无菌操作室的所有培养基、供试品等的外表都应采用适用的方法进行消毒处理，以避免将外包装污染的微生物带入无菌检验室。例如：紫外灯照射不少于 30 分钟。对不同种类和不同批次的产品，在拆包装及夹取样品时，应更换实验用具，以避免交叉污染。

4. 供试品的抽验数量和接种量应符合规定。

5. 真实、规范地填写检验原始记录和检验报告。出具实验结果后，所有培养物须经 121℃ 高压蒸汽灭菌 30 分钟的处理。

【实训思考】

1. 举例说明哪些制剂需要作无菌检验？出现怎样的实验结果可判定该供试品为无菌检验合格的制剂？

2. 在无菌检查实验中，为何要设阳性和阴性对照？若阳性对照出现了阴性结果，请分析其产生原因，又该如何处理？

【实训体会】

1. 实训收获

2. 不足之处

3. 建议及其他

【实训测试】

实训技能考核表

项目名称： 　　　　　　　　　　　　　　　　　　　　　　　　测试日期：

考核项目		分值	考核得分
实训前准备	1. 实训预习	1 分	
	2. 实训器具准备	1 分	
	3. 试液、培养基的配制	1 分	
实训过程	4. 菌悬液的配制	1 分	
	5. 无菌检查操作方法	2 分	
	6. 结果判断	1 分	
实训后整理	7. 仪器清洗并归位	1 分	
	8. 实训报告、结论	1 分	
	9. 实训总结与体会	1 分	
总分		10 分	

实训项目二　维生素C注射液的无菌检查
（直接接种法）

【实训目的】

1. 掌握直接接种法及其结果判断与分析。
2. 熟悉直接接种法使用的培养基。
3. 了解无菌检查方法验证的原理。

【实训原理】

　　无菌检查是利用无菌操作的方法，将被检查的药品分别加入适合需氧菌、厌氧菌和真菌生长的液体培养基中，置于适宜温度下培养一定时间后，观察有无微生物生长，以判断药品是否合格。无菌制剂（包括注射剂）都应按药典规定经过严格的无菌检验，证明均无菌生长才算合格。具体方法按《中国药典》2015版四部（附录）规定严格执行。

　　无菌检查操作过程包括：培养基的制备、培养基的适用性检查（无菌检查和灵敏度检查）、稀释液和冲洗液的制备、方法验证试验、取样、供试品无菌检查。供试品无菌检查的方法有薄膜过滤法和直接接种法两种。只要供试品性状允许，应采用薄膜过滤法，供试品无菌检查采用的检验方法和检验条件应与验证的方法相同。硫酸妥布霉素含抗菌成分，应采用薄膜过滤法进行无菌检查，并需用0.9%无菌氯化钠溶液冲洗滤膜，以去除抗菌成分的影响。

【材料与仪器】

　　1. **菌种**　由国家药品检定机构购买。

　　金黄色葡萄球菌（*Staphylococcus aureus*）［CMCC（B）26 003］

　　铜绿假单胞菌（*Pseudomonas aeruginosa*）［CMCC（B）10 104］

　　枯草芽孢杆菌（*Bacillus subtilis*）［CMCC（B）63 501］

　　生孢梭菌（*Clostridium sporogenes*）［CMCC（B）64 941］

　　白色念珠菌（*Candida albicans*）［CMCC（F）98 001］

　　黑曲霉（*Aspergillus niger*）［CMCC（F）98 003］

　　2. **培养基**　硫乙醇酸盐液体培养基、胰酪大豆胨液体培养基。

　　3. **供试品**　维生素C注射液。

　　4. **其他**　无菌吸管、滴管、针头、碘酒、乙醇、棉签等。

【方法与步骤】

　　1. **培养基的适用性检查**　同实训5%葡萄糖注射液的无菌检查（薄膜过滤法）。

2. 方法适用性试验

（1）菌种及菌液制备：除大肠埃希菌外，金黄色葡萄球菌、枯草芽孢杆菌、生孢梭菌、白色念珠菌、黑曲霉的菌液制备同培养基灵敏度检查。大肠埃希菌的菌液制备同金黄色葡萄球菌。

（2）取符合直接接种法培养基用量要求的硫乙醇酸盐流体培养基 6 管，分别接入小于 100cfu 的金黄色葡萄球菌、大肠埃希菌、生孢梭菌各 2 管；取符合直接接种法培养基用量要求的胰酪大豆胨液体培养基 6 管，分别接入小于 100cfu 的白色念珠菌、枯草芽孢杆菌、黑曲霉各 2 管。其中 1 管接入每支培养基规定的供试品接种量，另 1 管作为对照，置规定的温度培养，培养时间不得超过 5 天。

3. 供试品的检验数量、接种量　应符合表 4 – 1 ~ 表 4 – 3。

4. 操作方法　取规定量供试品，分别等量接种至各含硫乙醇酸盐流体培养基和胰酪大豆胨液体培养基中。除生物制品外，一般样品无菌检查时两种培养基接种的瓶或支数相等；生物制品无菌检查时硫乙醇酸盐流体培养基和胰酪大豆胨液体培养基接种的瓶或支数为 2 : 1。除另有规定外，每个容器中培养基的用量应符合接种的供试品体积不得大于培养基体积的 10%，同时，硫乙醇酸盐流体培养基每管装量不少于 15ml，胰酪大豆胨液体培养基每管装量不少于 10ml。供试品检查时，培养基的用量和高度同方法适用性试验。

5. 培养与观察　上述含培养基的容器按规定的温度培养 14 天。培养期间应逐日观察并记录是否有菌生长。如在加入供试品培养 14 天后或在培养过程中培养基出现浑浊，不能从外观上判断有无微生物生长，可取该培养液适量转种至同种新鲜培养基中，细菌培养 2 天、真菌培养 3 天，观察接种的同种新鲜培养基是否再出现浑浊；或取培养液涂片，染色，镜检，判断是否有菌。

6. 结果判断　空白对照管应无菌生长，若加菌的培养基管均生长良好，判定该培养基的灵敏度检查符合规定。阳性对照管应生长良好，阴性对照管不得有菌生长。否则，试验无效。若供试品管均澄清，或虽显浑浊但经确证无菌生长，判定供试品符合规定；若供试品管中任何一管显浑浊并确证有菌生长，判定供试品不符合规定，除非能充分证明试验结果无效，即生长的微生物非供试品所含。

当符合下列至少一个条件时方可判定试验结果无效：①无菌检查试验所用的设备及环境的微生物监控结果不符合无菌检查法的要求；②回顾无菌试验过程，发现有可能引起微生物污染的因素；③供试品管中生长的微生物经鉴定后，确证是因无菌试验中所使用的物品和（或）无菌操作技术不当引起的。试验若经确认无效，应重试。重试时，应重新取同量供试品，依法检查，若无菌生长，判定供试品符合规定；若有菌生长，判定供试品不符合规定。

【实训报告】

无菌检查实验结果记录

品名：维生素 C 注射液　　　　批号：

规格：　　　　检验日期：

检定依据：《中国药典》2015 年版

检测环境：　　温度：　　　　湿度：

培养箱（Ⅰ）：　　　　培养箱（Ⅱ）：

培养基种类、温度及装量：

液体硫乙醇酸盐培养基（Ⅰ批号）：培养需养菌、厌养菌、阳性菌及阴性对照，温度 30～35℃，装量 100ml。

胰酪大豆胨液体培养基（Ⅱ批号）：培养真菌，温度 20～25℃，装量 100ml。

对照菌：

菌液制备：取对照菌金黄色葡萄球菌，接种于 10ml（Ⅲ）培养基内，经 30～35℃ 培养 18～24 小时后，用 0.9% 无菌氯化钠溶液 10 倍递增稀释至每毫升小于 100 个菌，备用。

样品处理：

取样，全量通过全封闭式薄膜过滤器过滤后，再分别注入上述培养基，置 30～35℃（Ⅰ）及 20～25℃（Ⅱ）培养。观察结果如下：

培养天数		1	2	3	4	5	6	7	8	9	10	11	12	13	14
硫乙醇酸盐培养基（30～35℃）	供试品														
	阴性对照														
	阳性对照														
胰酪大豆胨液体培养基（20～25℃）	供试品														
	阴性对照														
	阳性对照														

结论：□符合规定　　　　　　　□不符合规定

检验人：　　　　复核人：

【实训提示】

1. 直接接种法适用于无法用薄膜过滤法进行无菌检查的供试品。

2. 供试品检验量和接种量应符合规定。

3. 无菌试验过程中，如使用表面活性剂、灭活剂、中和剂等试剂，应证明其有效性，且对微生物的生长和存活无影响。

【实训体会】

1. 实训收获

2. 不足之处

3. 建议及其他

【实训测试】

实训技能考核表

项目名称：   测试日期：

	考核项目	分值	考核得分
实训前准备	1. 实训预习	1分	
	2. 实训器具准备	1分	
	3. 试液、培养基的配制	1分	
实训过程	4. 菌悬液的配制	1分	
	5. 无菌检查操作方法	2分	
	6. 结果判断	1分	
实训后整理	7. 仪器清洗并归位	1分	
	8. 实训报告、结论	1分	
	9. 实训总结与体会	1分	
总分		10分	

实训项目三　复方氨酚烷胺胶囊的微生物总数检查（平皿法）

【实训目的】

1. 掌握口服制剂中微生物（需氧菌、真菌及酵母菌）总数的检查方法与操作步骤。
2. 学会对不同剂型供试品的处理方法。
3. 学会菌落计数方法中的平皿法。
4. 熟悉检查药品微生物总数的实际意义。

【实训原理】

非规定灭菌药物剂型一般不要求绝对无菌，但必须将微生物的总数量控制在一定的范围内，并保证不含有特定的控制（致病）菌。对微生物总数的检查是检验药品染菌量的重要指标，也是对药品进行卫生学总体评价的重要依据之一。

《中国药典》2015 年版规定：采用平皿计数法或薄膜过滤法进行药品的细菌、真菌及酵母菌的检查，即以无菌操作的方法，用无菌吸管取 1ml（或 1g）充分混匀的待测药品（供试品），注入无菌平皿内，倾注已熔化并冷到 45℃ 左右的胰酪大豆胨琼脂培养基或胰酪大豆胨液体培养基（需氧菌计数）、沙氏葡萄糖琼脂培养基（真菌和酵母菌计数），混匀，待冷却凝固后置规定的温度下培养一定时间后，进行菌落计数。

本实训以复方氨酚烷胺胶囊为待检药品，采用平皿法计数检查微生物总数是否合格。

【材料与仪器】

1. **仪器**　无菌室、超净工作台、恒温培养箱或生化培养箱、冰箱、电热干燥箱、高压蒸汽灭菌器、菌落计数器、分析天平（感量 0.1g）。无菌衣、裤、帽、口罩（或采用一次性物品替代）；橡皮乳头、酒精灯、乙醇棉球、乳胶手套、试管架、火柴、记号笔；研钵或匀浆仪、量筒、称量纸及不锈钢药匙；试管及塞子、刻度吸管（1、10ml）、锥形瓶、培养皿、玻璃或搪瓷消毒缸（带盖）。

玻璃器皿均于 160℃ 干热灭菌 2 小时或高压蒸汽灭菌 121℃ 20 分钟，烘干备用。

2. **供试品**　复方氨酚烷胺胶囊。

3. **消毒剂**　0.2% 苯扎溴铵溶液、75% 乙醇溶液（制乙醇棉球用）、3%~5% 甲酚溶液、5% 甲醛、高锰酸钾等。

4. **稀释剂**　pH 7.0 无菌氯化钠 - 蛋白胨缓冲液或 pH 6.8 磷酸盐缓冲液（详见附录）。

5. **培养基**　分别按照胰酪大豆胨琼脂培养基、沙氏葡萄糖琼脂培养基配方（详见附录）配制实验所需培养基，过滤、分装后灭菌。

【方法与步骤】

1. **供试品溶液的制备** 取 10g 供试品，置于无菌研钵中以 10ml pH 7.0 无菌氯化钠 – 蛋白胨缓冲溶液（均需事先灭菌）研磨成匀浆，然后移入容量瓶内加缓冲液至 100ml，即成 1∶10 的供试液。

2. **供试液的稀释（采用 10 倍递增稀释法）** 取 2～3 支无菌试管，分别加入 9ml 无菌稀释液，并取 1 支 1ml 无菌吸管吸取上述 1∶10 均匀供试液 1ml，加入已装有 9ml 无菌稀释剂的试管中，混匀，即作为 1∶100 的供试液。采用同一方法，制得 1∶1000 或 1∶10000 的供试液。

3. **注平板、倒培养基** 用无菌移液管（每一稀释度用 1 支，不得混用）分别吸取不同稀释度的供试液 1ml，置于无菌平皿中（每一稀释度做 2～3 个平皿），再于每个平皿中倾注 15～20ml 温度不超过 45℃ 的胰酪大豆胨琼脂培养基和沙氏葡萄糖琼脂培养基，快速转动平皿使供试品稀释液与培养基混合均匀，放置，待凝。

4. **阴性对照试验** 取试验用的稀释剂 1ml，置无菌平皿中，注入相应培养基，混合均匀，待凝固。每种计数用的培养基各制备 2 个平板，均不得有菌生长。

5. **培养** 将已经凝固的平板倒置，胰酪大豆胨琼脂培养基放入 30～35℃ 培养箱中培养 3～5 天，沙氏葡萄糖琼脂培养基放入 20～25℃ 培养箱中培养 5～7 天。

6. **菌落计数** 观察菌落生长情况，点计平板上生长的所有菌落数，计数并报告。菌落蔓延生长成片的平板不宜计数。点计菌落数后，计算各稀释级供试液的平均菌落数，按菌数报告规则报告菌数。若同稀释级两个平板的菌落数平均值不小于 15，则两个平板的菌落数不能相差 1 倍或以上。

7. **菌数报告** 需氧菌总数测定宜选取平均菌落数小于 300cfu 的稀释级、真菌和酵母菌总数测定宜选取平均菌落数小于 100cfu 的稀释级，作为菌数报告的依据。取最高的平均菌落数，计算 1g 供试品中所含的微生物数，取 4 位有效数字报告。如各稀释级的平板均无菌落生长，或仅最低稀释级的平板有菌落生长，但平均菌落数小于 1 时，以 <1 乘以最低稀释倍数的值报告菌数。

8. **结果判断** 微生物总数若在《中国药典》2015 年版所规定（表 4 – 4）的范围内，即判断供试品微生物限度检查合格；若超过限量则判断不合格。

表 4 – 4 微生物限度标准

给药途径	需氧菌总数 （cfu/g、cfu/ml 或 cfu/10cm²）	真菌酵母菌总数 （cfu/g、cfu/ml 或 cfu/10cm²）
口服固体制剂	10^3	10^2
口服液体制剂	10^2	10^1
口腔黏膜给药制剂 齿龈给药制剂 鼻用制剂	10^2	10^1

续表

给药途径	需氧菌总数 （cfu/g、cfu/ml 或 cfu/10cm^2）	真菌酵母菌总数 （cfu/g、cfu/ml 或 cfu/10cm^2）
耳用制剂 皮肤给药制剂	10^2	10^1
呼吸道吸入给药制剂	10^2	10^1
阴道给药制剂 尿道给药制剂	10^2	10^1
直肠给药固体制剂	10^3	10^2
直肠给药液体制剂	10^2	10^2
其他局部给药制剂	10^2	10^2

【实训报告】

微生物总数检查结果记录

检品名称：　　　　　　　　　　生产厂家：

检品规格：　　　　　　　　　　生产批号：

检品数量：　　　　　　　　　　检验日期：

检验依据：2015 年版《中国药典》

检测环境：　温度：　　　湿度：

检验项目：微生物（需氧菌、真菌和酵母菌）总数

检验结果	需氧菌数 （胰酪大豆胨琼脂培养基， 30~35℃培养3~5天）				真菌、酵母菌数 （沙氏葡萄糖琼脂培养基， 20~25℃培养5~7天）			
	10^{-1}	10^{-2}	10^{-3}	阴性对照	10^{-1}	10^{-2}	10^{-3}	阴性对照
1								
2								
3								
平均值								
结果								
检验结论								

检验人：　　　　　复核人：

【实训提示】

1. 供试品检验的全过程必须符合无菌技术要求，防止检查环境及器材对检查结果的干扰。

2. 倾注和摇动培养基时应尽量平稳，勿使培养基外溢，确保细菌分散均匀，且倾注培养基的温度不得超过 45℃，以防损伤细菌或真菌。

3. 每一级稀释时换管（原吸管不要吹吸），上一级吸管不能接触下一级稀释液，且每吸取 1 个稀释度样液，必须更换 1 支吸管或吸头。

4. 吸取供试品溶液要准确，尽量减少误差。

【实训思考】

1. 微生物总数测定时，设置阴性对照的意义何在？
2. 怎样保证微生物总数测定结果的准确性？
3. 有一中药丸剂，如何对该药进行微生物总数检查？

【实训体会】

1. 实训收获

2. 不足之处

3. 建议及其他

【实训测试】

实训技能考核表

项目名称：　　　　　　　　　　　　　　　　　　　　　测试日期：

	考核项目	分值	考核得分
实训前准备	1. 实训预习	1 分	
	2. 实训仪器的准备与灭菌	1 分	
	3. 试液与培养基的配制与灭菌	1 分	
实训过程	4. 供试品的制备与稀释	1 分	
	5. 微生物总数检查方法的操作	2 分	
	6. 观察现象并记录	1 分	
实训后整理	7. 仪器清洗并归位	1 分	
	8. 实训报告、结论、总结与体会	1 分	
	9. 实训总结与体会	1 分	
	总分	10 分	

实训项目四　头孢拉定胶囊的微生物总数检查 （薄膜过滤法）

【实训目的】

1. 掌握药品中需氧菌总数、真菌与酵母菌总数的检查方法与工作思路。
2. 学会平皿法与薄膜过滤法进行微生物计数检查的操作技能。
3. 树立无菌的操作观念，培养无菌的操作意识。

【实训原理】

非规定灭菌药剂一般不要求绝对无菌，但必须控制微生物数量在一定的范围内，并保证不含有特定的控制（致病）菌。

2015 年版《中国药典》规定采用平皿法和薄膜过滤法进行药品的需氧菌总数、真菌与酵母菌总数的检查。经微生物计数法适用性试验确证，头孢拉定胶囊有抑菌性，故采用薄膜过滤法进行需氧菌总数、真菌和酵母菌总数的检查。

【方法和步骤】

1. **供试品溶液制备**　用托盘天平称取 10g 待检药品（至少开启 2 瓶），置 100ml pH 7.0 无菌氯化钠 – 蛋白胨缓冲溶液中，溶解，混匀，即成 1∶10 的供试液。

2. **过滤与冲洗检查**　滤膜是否完整，安装好过滤器，用少量 pH 7.0 无菌氯化钠 – 蛋白胨缓冲溶液润洗滤膜（仅限于滤膜为水溶性的）。取 1∶10 的供试液 10ml（若供试品所含的菌数较多时，可进一步稀释）至过滤器中，立即过滤。然后用 pH 7.0 无菌氯化钠 – 蛋白胨缓冲溶液冲洗滤膜 3～5 次，每次冲洗量为 100ml。

3. **培养和计数**　冲洗后取出滤膜，菌面朝上贴于胰酪大豆胨琼脂培养基或沙氏葡萄糖琼脂培养基上培养。培养条件和计数方法同平皿法，每张滤膜上的菌落数应不超过 100cfu（否则，进一步稀释重新操作）。

4. **阴性对照试验**　与供试品完全相同的操作，仅不加供试品，制备两张滤膜，一张用于需氧菌总数检查阴性对照，另一张用于真菌和酵母菌总数检查阴性对照。

5. **菌数报告**　规则以相当于 1g 供试品的菌落数报告菌数；若滤膜上无菌落生长，以 <1 报告菌数（每张滤膜过滤 1g、1ml 或 10cm² 供试品），或 <1 乘以最低稀释倍数的值报告菌数。

【实训报告】

微生物总数检查结果记录

检品名称：　　　　　　　　　　生产厂家：

检品规格：　　　　　　　　　　生产批号：

检品数量：　　　　　　　　　　检验日期：

检验依据：2015 年版《中国药典》

检测环境：　温度：　　　湿度：

检验项目	微生物总数检查							
检验结果	需氧菌总数 （胰酪大豆胨琼脂培养基， 30～35℃培养3～5天）				真菌和酵母菌总数 （沙氏葡萄糖琼脂培养基， 20～25℃培养5～7天）			
	10^{-1}	10^{-2}	10^{-3}	阴性对照	10^{-1}	10^{-2}	10^{-3}	阴性对照
1								
2								
平均值								
结果								
检验结论								

检验人：　　　　　　　　　　　复核人：

【实训提示】

1. 供试品检验全过程必须符合无菌技术要求。
2. 倾注和摇动应尽量平稳，勿使培养基外溢，确保细菌分散均匀。
3. 倾注时培养基温度不得超过45℃，以防损伤细菌或真菌。
4. 管尖不接触任何可能污染的容器或用具。
5. 稀释时每一级换管（原吸管不要吹吸）不能接触下一级稀释液。
6. 吸管快速吹打，不能用嘴吹吸，吸管内放棉花。
7. 取液要准确，尽量减少误差。
8. 每吸取1个稀释度样液，必须更换1支吸管或吸头。

【实训思考】

1. 微生物总数测定时，为何要设阴性对照？
2. 如何保证微生物总数测定结果的准确性？

【实训体会】

1. 实训收获

2. 不足之处

3. 建议及其他

【实训测试】

实训技能考核表

项目名称：   测试日期：

考核项目		分值	考核得分
实训前准备	1. 实训预习	1分	
	2. 实训器具准备与灭菌	1分	
	3. 试液配制	1分	
实训过程	4. 供试品的配制与稀释	1分	
	5. 真菌检查操作	2分	
	6. 观察现象并记录	1分	
实训后整理	7. 仪器清洗并归位	1分	
	8. 实训报告、结论	1分	
	9. 实训总结与体会	1分	
总分		10分	

实训项目五　板蓝根冲剂中控制菌的检查

【实训目的】

1. 掌握大肠埃希菌、铜绿假单胞菌和金黄色葡萄球菌的检查方法。
2. 熟悉各种培养基的制备。

【实训原理】

1. **大肠埃希菌检查法**　主要通过增菌培养、选择和分离培养来鉴别，若麦康凯琼脂平板上检测出可疑菌落，再进行分离、纯化及适宜的鉴定试验。

2. **铜绿假单胞菌检查法**　主要通过增菌培养、选择和分离培养来鉴别，若溴化十六烷基三甲铵琼脂培养基平板生长的菌落与上述菌落形态特征相符或疑似，应进行氧化酶试验。若氧化酶试验阴性，均判定供试品未检出铜绿假单胞菌。

3. **金黄色葡萄球菌检查法**　主要通过增菌培养、选择和分离培养来鉴别，若甘露醇氯化钠琼脂培养基平板上无菌落生长或生长的菌落不同于金黄色葡萄球菌特征，判定供试品未检出金黄色葡萄球菌。

【材料与仪器】

1. **仪器**　培养箱、高压蒸汽灭菌器、显微镜、恒温水浴箱、离心机、紫外灯、无菌吸管、培养皿等。

2. **试剂**　1%中性红指示剂、靛基质试剂、pH 7.0无菌氯化钠 – 蛋白胨缓冲液等。

3. **药品**　板蓝根冲剂。

4. **培养基**　胰酪大豆胨液体培养基、溴化十六烷基三甲铵琼脂培养基、甘露醇氯化钠琼脂培养基、麦康凯琼脂培养基。

【方法和步骤】

1. **大肠埃希菌的检查**

（1）供试液的制备：用托盘天平称取10g待检药品（至少开启2瓶），置100ml pH 7.0无菌氯化钠 – 蛋白胨缓冲溶液中，溶解，混匀，即成1:10的供试液。

（2）增菌培养：取1:10的供试液10ml，接种至适宜体积（经方法适用性试验确定，一般为90ml）的胰酪大豆胨液体培养基中，混匀，30～35℃培养18～24小时。

（3）阴性对照试验：取10ml pH 7.0无菌氯化钠 – 蛋白胨缓冲溶液，至适宜体积（经方法适用性试验确定，一般为90ml）的胰酪大豆胨液体培养基中，混匀，30～35℃培养18～24小时。阴性对照试验的结果应无菌生长。如有菌生长，应进行偏差调查。

（4）阳性对照试验：取 1：10 的供试液 10ml，接种至适宜体积（经方法适用性试验确定，一般为 90ml）的胰酪大豆胨液体培养基中，混匀，移入阳性接种间，加入不大于 100cfu 的阳性对照菌。阳性对照试验应呈阳性。

（5）选择和分离培养：取上述预培养物 1ml 接种至 100ml 麦康凯液体培养基中，42～44℃培养 24～48 小时。取麦康凯液体培养物划线接种于麦康凯琼脂培养基平板上，30～35℃培养 18～72 小时。

（6）结果判断：如麦康凯琼脂平板上有菌落生长，应进行分离、纯化及适宜的鉴定试验，确证是否为大肠埃希菌；若麦康凯琼脂培养基平板上没有菌落生长，或有菌落生长但鉴定结果为阴性，判定供试品未检出大肠埃希菌。

2. 铜绿假单胞菌的检查

（1）供试液制备及增菌培养：取供试品，照"微生物计数法"制成 1：10 供试液，取相当于 1g 或 1ml 供试品的供试液，接种至适宜体积（经方法适用性试验确定）的胰酪大豆胨液体培养基中，混匀，30～35℃培养 18～24 小时。

（2）阴性对照试验：取 10ml pH 7.0 无菌氯化钠－蛋白胨缓冲溶液，至适宜体积（经方法适用性试验确定，一般为 90ml）的胰酪大豆胨液体培养基中，混匀，30～35℃培养 18～24 小时。阴性对照试验的结果应无菌生长。如有菌生长，应进行偏差调查。

（3）阳性对照试验：取 1：10 的供试液 10ml，接种至适宜体积（经方法适用性试验确定，一般为 90ml）的胰酪大豆胨液体培养基中，混匀，移入阳性接种间，加入不大于 100cfu 的阳性对照菌。阳性对照试验应呈阳性。

（4）选择和分离培养：取上述预培养物划线接种至溴化十六烷基三甲铵琼脂培养基平板上，30～35℃培养 18～72 小时。

取上述平板上生长的菌落进行氧化酶试验，或采用其他适宜方法进一步鉴定。

（5）氧化酶试验：将洁净滤纸片置于平皿内，用无菌玻棒取上述平板上生长的菌落涂于滤纸片上，滴加新配制的 1% 二盐酸 N, N - 二甲基对苯二胺试液，在 30 秒内若培养物呈粉红色并逐渐变为紫红色为氧化酶试验阳性，否则为阴性。

（6）结果判断：若溴化十六烷基三甲铵琼脂培养基平板上有菌落生长，且氧化酶试验阳性，应进行适宜的鉴定试验，确证是否为铜绿假单胞菌；若平板上没有菌落生长，或虽有菌落生长但鉴定结果为阴性，或氧化酶试验为阴性，判定供试品未检出铜绿假单胞菌。

3. 金黄色葡萄球菌的检查

（1）供试液制备及增菌培养：取供试品，照"微生物计数法"制成 1：10 供试液，取相当于 1g 或 1ml 供试品的供试液，接种至适宜体积（经方法适用性试验确定）的胰酪大豆胨液体培养基中，混匀，30～35℃培养 18～24 小时。

（2）阴性对照试验：取 10ml pH 7.0 无菌氯化钠－蛋白胨缓冲溶液，至适宜体积（经方法适用性试验确定，一般为 90ml）的胰酪大豆胨液体培养基中，混匀，30～35℃培养 18～24 小时。阴性对照试验的结果应无菌生长。如有菌生长，应进行偏差调查。

（3）阳性对照试验：取 1∶10 的供试液 10ml，接种至适宜体积（经方法适用性试验确定，一般为 90ml）的胰酪大豆胨液体培养基中，混匀，移入阳性接种间，加入不大于 100cfu 的阳性对照菌。阳性对照试验应呈阳性。

（4）选择和分离培养：取上述预培养物划线接种于甘露醇氧化钠琼脂培养基平板上，30～35℃培养 18～72 小时。

（5）结果判断：若甘露醇氧化钠琼脂培养基平板上有黄色菌落或外周有黄色环的白色菌落生长，应进行分离、纯化及适宜的鉴定试验，确证是否为金黄色葡萄球菌；若平板上没有与上述形态特征相符或疑似的菌落生长，或虽有相符或疑似的菌落生长但鉴定结果为阴性，判定供试品未检出金黄色葡萄球菌。

【实训报告】

<table>
<tr><td colspan="2" align="center">微生物限度检查结果记录</td></tr>
<tr><td>检品名称：</td><td>生产厂家：</td></tr>
<tr><td>检品规格：</td><td>生产批号：</td></tr>
<tr><td>检品数量：</td><td>检验日期：</td></tr>
<tr><td colspan="2">检验依据：2015 年版《中国药典》</td></tr>
<tr><td colspan="2">检测环境：　　温度：　　　湿度：</td></tr>
<tr><td colspan="2">检验项目：大肠埃希菌、铜绿假单胞菌和金黄色葡萄球菌检查</td></tr>
<tr><td colspan="2" align="center">检验结果</td></tr>
<tr><td colspan="2">阴性对照液：稀释液</td></tr>
<tr><td colspan="2">阳性对照液：供试液＋阳性对照菌</td></tr>
<tr><td colspan="2">1. 大肠埃希菌检查</td></tr>
<tr><td align="center">1</td><td align="center">2</td></tr>
<tr><td>增菌培养
麦康凯液体培养基</td><td>选择和分离培养
麦康凯平板</td></tr>
<tr><td colspan="2">培养时间：18～24 小时　　24～48 小时　　18～72 小时</td></tr>
<tr><td colspan="2">阴性对照：</td></tr>
<tr><td colspan="2">阳性对照：</td></tr>
<tr><td colspan="2">供试液：</td></tr>
<tr><td colspan="2">注：若麦康凯琼脂平板上有菌落生长，应进行分离、纯化及适宜的鉴定试验，确证是否为大肠埃希菌</td></tr>
<tr><td colspan="2">检验结论：□检出　　□未检出</td></tr>
</table>

2. 铜绿假单胞菌检查

1	2
增菌培养	选择和分离培养
胰酪大豆胨液体培养基	溴化十六烷基三甲铵琼脂

培养时间：18~24 小时　　18~72 小时

阴性对照：

阳性对照：

供试液：

氧化酶试验结果：

检验结论：□检出　　□未检出

3. 金黄色葡萄球菌检查

1	2
增菌培养	选择和分离培养
胰酪大豆胨液体培养基	甘露醇氧化钠琼脂培养基

培养时间：18~24 小时　　18~72 小时

阴性对照：

阳性对照：

供试液：

注：若甘露醇氧化钠琼脂培养基平板上有黄色菌落或外周有黄色环的白色菌落生长，应进行分离、纯化及适宜的鉴定试验，确证是否为金黄色葡萄球菌

检验结论：□检出　　□未检出

检验人：　　　　　　　　　　　复核人：

【实训提示】

1. 在挑取培养基平板上的可疑菌落时，务必挑选 2~3 个以上菌落分别做进一步确认鉴别试验，挑选菌落越多，挑选阳性菌的概率较高。如仅挑选 1 个菌落，则易漏检。

2. 阳性对照试验可以检查供试品是否有抑菌作用及培养条件是否合适。阳性对照菌液的制备、计数及加入含供试品的培养基中等操作必须在单独的隔离间或超净工作台操作，不能在检测供试品的无菌室或超净工作台上进行，以免污染供试品及操作环境，导致假阳性结果。

3. 应注意增菌培养、分离纯化及各种生化确认试验的培养温度的不同。

4. 检测控制菌时，按一次检出结果为准，不再复检。检出的大肠埃希菌及其他控制菌培养物须保留 1 个月，备查。

【实训思考】

1. 哪些药品需要进行控制菌的检查？
2. 大肠埃希菌、铜绿假单胞菌和金黄色葡萄球菌检查的原理是什么？
3. 检查过程中，如果阴性对照出现阳性结果，应该如何处理？

【实训体会】

1. 实训收获

2. 不足之处

3. 建议及其他

【实训测试】

实训技能考核表

项目名称：　　　　　　　　　　　　　　　　　　　　测试日期：

考核项目		分值	考核得分
实训前准备	1. 实训预习	1分	
	2. 实训仪器准备、玻璃器皿洗涤	1分	
	3. 试液、培养基的配制	1分	
实训过程	4. 供试品的配制	1分	
	5. 控制菌检查操作方法	2分	
	6. 观察现象并记录	1分	
实训后整理	7. 仪器清洗并归位	1分	
	8. 实训报告、结论	1分	
	9. 实训总结与体会	1分	
总分		10分	

实训项目六　对乙酰氨基酚片的微生物限度检查

【实训目的】

1. 掌握口服固体制剂微生物限度检查的操作程序，以及需氧菌、真菌及酵母菌计数，大肠埃希菌检查方法。
2. 熟悉口服固体制剂微生物限度的标准、样品处理方法。
3. 了解口服固体制剂微生物限度检查的项目。

【实训原理】

该药品为口服固体制剂，属化学类药物。由 2015 年版《中国药典》四部"微生物限度标准"可知，该药品的微生物限度标准为：需氧菌数，每 1g 不得超过 1000cfu；真菌和酵母菌数，每 1g 不得超过 100cfu；大肠埃希菌，每 1g 不得检出。因此，该药品微生物限度的检查项目为：需氧菌计数、真菌及酵母菌计数、大肠埃希菌检查。

【材料与仪器】

1. **菌种**　由国家药品检定机构购买。

大肠埃希菌（*Escherichia coli*）［CMCC（B）44 102］

2. **培养基及稀释液**　pH 7.0 无菌氯化钠 – 蛋白胨缓冲液；胰酪大豆胨琼脂培养基；沙氏葡萄糖琼脂培养基；麦康凯液体培养基；麦康凯琼脂培养基平板。

3. **供试品**　对乙酰氨基酚片。

4. **其他**　无菌培养皿、无菌刻度吸管、剪刀、镊子、匀浆杯、75% 乙醇棉球等。

【方法与步骤】

1. 需氧菌、真菌及酵母菌计数

（1）供试品溶液的制备：取 10g 供试品，置于无菌研钵中以 10ml pH 7.0 无菌氯化钠 – 蛋白胨缓冲溶液（均需事先灭菌）研磨成匀浆，然后移入容量瓶内加缓冲液至 100ml，即成 1∶10 的供试液。

（2）供试液的稀释（采用 10 倍递增稀释法）：取 2~3 支无菌试管，分别加入 9ml 无菌稀释液，并取 1 支 1ml 无菌吸管吸取上述 1∶10 均匀供试液 1ml，加入已装有 9ml 无菌稀释剂的试管中，混匀，即作为 1∶100 的供试液。采用同一方法，制得 1∶1000 或 1∶10000 的供试液。

（3）注平板、倒培养基：用无菌移液管（每一稀释度用 1 支，不得混用）分别吸取不同稀释度的供试液 1ml，置于无菌平皿中（每一稀释度做 2~3 个平皿），再于每个平皿中倾注 15~20ml 温度不超过 45℃的胰酪大豆胨琼脂培养基和沙氏葡萄糖琼脂培养基，快速转动平皿使供试品稀释液与培养基混合均匀，放置，待凝。

（4）阴性对照试验：取试验用的稀释剂 1ml，置无菌平皿中，注入相应培养基，混合均匀，待凝固。每种计数用的培养基各制备 2 个平板，均不得有菌生长。

（5）培养：将已经凝固的平板倒置，胰酪大豆胨琼脂培养基放入 30~35℃培养箱中培养 3~5 天，沙氏葡萄糖琼脂培养基放入 20~25℃培养箱中培养 5~7 天。

（6）菌落计数：观察菌落生长情况，点计平板上生长的所有菌落数，计数并报告。菌落蔓延生长成片的平板不宜计数。点计菌落数后，计算各稀释级供试液的平均菌落数，按菌数报告规则报告菌数。若同稀释级两个平板的菌落数平均值不小于 15，则两个平板的菌落数不能相差 1 倍或以上。

（7）菌数报告：需氧菌总数测定宜选取平均菌落数小于 300cfu 的稀释级、真菌和酵母菌总数测定宜选取平均菌落数小于 100cfu 的稀释级，作为菌数报告的依据。取最高的平均菌落数，计算 1g 供试品中所含的微生物数，取 4 位有效数字报告。如各稀释级的平板均无菌落生长，或仅最低稀释级的平板有菌落生长，但平均菌落数小于 1 时，以 <1 乘以最低稀释倍数的值报告菌数。

2. 大肠埃希菌检查

（1）供试液的制备：同需氧菌、真菌及酵母菌计数。

（2）增菌培养：取 1∶10 的供试液 10ml，接种至适宜体积（经方法适用性试验确定，一般为 90ml）的胰酪大豆胨液体培养基中，混匀，30~35℃培养 18~24 小时。

（3）阴性对照试验：取 10ml pH 7.0 无菌氯化钠－蛋白胨缓冲溶液，至适宜体积（经方法适用性试验确定，一般为 90ml）的胰酪大豆胨液体培养基中，混匀，30~35℃培养 18~24 小时。阴性对照试验的结果应无菌生长。如有菌生长，应进行偏差调查。

（4）阳性对照试验：取 1∶10 的供试液 10ml，接种至适宜体积（经方法适用性试验确定，一般为 90ml）的胰酪大豆胨液体培养基中，混匀，移入阳性接种间，加入不大于 100cfu 的阳性对照菌。阳性对照试验应呈阳性。

（5）选择和分离培养：取上述预培养物 1ml 接种至 100ml 麦康凯液体培养基中，42~44℃培养 24~48 小时。取麦康凯液体培养物划线接种于麦康凯琼脂培养基平板上，30~35℃培养 18~72 小时。

（6）结果判断：如麦康凯琼脂平板上有菌落生长，应进行分离、纯化及适宜的鉴定试验，确证是否为大肠埃希菌；若麦康凯琼脂培养基平板上没有菌落生长，或有菌落生长但鉴定结果为阴性，判定供试品未检出大肠埃希菌。

【实训报告】

微生物限度检查结果记录

检品名称：　　　　　　　　　生产厂家：

检品规格：　　　　　　　　　生产批号：

检品数量：　　　　　　　　　检验日期：

检验依据：2015 年版《中国药典》

检测环境：　温度：　　　湿度：

检验项目：微生物总数检查、大肠埃希菌检查

1. 微生物总数检查结果

检验项	需氧菌总数（胰酪大豆胨琼脂培养基，30~35℃培养3~5天）				真菌和酵母菌总数（沙氏葡萄糖琼脂培养基，20~25℃培养5~7天）			
	10^{-1}	10^{-2}	10^{-3}	阴性对照	10^{-1}	10^{-2}	10^{-3}	阴性对照
1								
2								
平均值								
结果								
检验结论								

2. 大肠埃希菌检查结果

　　　　　　　　1　　　　　　　　　　　　　2

　　　增菌培养基　　　　　　　　选择和分离培养

　　　麦康凯液体培养基　　　　　麦康凯平板

培养时间：18~24 小时　　　24~48 小时　　　18~72 小时

阴性对照：

阳性对照：

供试液：

注：若麦康凯琼脂平板上有菌落生长，应进行分离、纯化及适宜的鉴定试验，确证是否为大肠埃希菌

检验结论：□检出　　　□未检出

检验人：　　　　　　　　　复核人：

【实训提示】

1. 供试品的检验全过程必须符合无菌技术要求，使用无菌用具时，不能接触可能

污染的任何物品。

2. 供试液稀释及注皿时应混合均匀，以免造成实验误差。

3. 供试液从制备到加入培养基，不得超过 1 小时，否则可能导致微生物繁殖或死亡，从而影响实验结果。

【实训思考】

大肠埃希菌的检查为什么要做阳性对照试验?

【实训体会】

1. 实训收获

2. 不足之处

3. 建议及其他

【实训测试】

实训技能考核表

项目名称：   测试日期：

	考核项目	分值	考核得分
实训前准备	1. 实训预习	1 分	
	2. 实训器具准备	1 分	
	3. 试液、培养基的配制	1 分	
实训过程	4. 供试液的配制	1 分	
	5. 微生物检查操作方法	2 分	
	6. 结果判断	1 分	
实训后整理	7. 仪器清洗并归位	1 分	
	8. 实训报告、结论	1 分	
	9. 实训总结与体会	1 分	
总分		10 分	

实训项目七　三九皮炎平软膏的微生物限度检查

【实训目的】

1. 掌握局部给药制剂微生物限度检查的操作程序，以及需氧菌、真菌及酵母菌计数，铜绿假单胞菌、金黄色葡萄球菌检查方法。

2. 熟悉局部给药制剂微生物限度的标准、样品处理方法。

3. 了解局部给药制剂微生物限度检查的项目。

【实训原理】

该药品为软膏剂，皮肤给药制剂。由 2015 年版《中国药典》四部"微生物限度标准"可知，该药品的微生物限度标准为：细菌数每 1g 不得超过 100cfu，真菌和酵母菌数每 1g 不得超过 10cfu，金黄色葡萄球菌、铜绿假单胞菌每 1g 不得检出。因此，该药品微生物限度的检查项目为：需氧菌计数、真菌及酵母菌计数、金黄色葡萄球菌检查、铜绿假单胞菌检查。

【材料与仪器】

1. **菌种**　由国家药品检定机构购买。

金黄色葡萄球菌（*Staphylococcus aureus*）［CMCC（B）26 003］

铜绿假单胞菌（*Pseudomonas aeruginosa*）［CMCC（B）10 104］

2. **培养基及稀释液**　0.9% 无菌氯化钠溶液；无菌聚山梨酯 80 - 氯化钠溶液；无菌磷酸盐缓冲液（pH 7.2）；无菌氯化钠 - 蛋白胨缓冲液（pH 7.0）；胰酪大豆胨琼脂培养基；沙氏葡萄糖琼脂培养基；甘露醇氧化钠琼脂培养基；溴化十六烷基三甲铵琼脂培养基；1% 二盐酸 *N*，*N* - 二甲基对苯二胺试液。

3. **供试品**　三九皮炎平软膏。

4. **其他**　无菌衣、裤、帽、口罩（也可用一次性物品替代）；大、小橡皮乳头、称量纸及不锈钢药匙、酒精灯、酒精棉球、乳胶手套、试管架、火柴、记号笔；锥形瓶、研钵（直径 10 ~ 12cm）、量筒、试管及塞子、刻度吸管（1、10ml）、培养皿、载玻片、滤纸片、玻璃或搪瓷消毒缸（带盖）。

【方法与步骤】

1. **需氧菌、真菌及酵母菌计数**　同本部分"项目六"中的检查。

2. **金黄色葡萄球菌检查**

（1）供试液的制备：取供试品 10g，加 pH 7.0 无菌氯化钠 - 蛋白胨缓冲液适量，用匀浆仪混匀，加入 5 ~ 8ml 无菌聚山梨酯 80，乳化，加稀释液至 100ml，作为 1∶10 供试液。

（2）增菌培养：取相当于1g或1ml供试品的供试液，接种至适宜体积（经方法适用性试验确定）的胰酪大豆胨液体培养基中，混匀，30～35℃培养18～24小时。

（3）阴性对照试验：取10ml pH 7.0无菌氯化钠－蛋白胨缓冲溶液，至适宜体积（经方法适用性试验确定，一般为90ml）的胰酪大豆胨液体培养基中，混匀，30～35℃培养18～24小时。阴性对照试验的结果应无菌生长。如有菌生长，应进行偏差调查。

（4）阳性对照试验：取1∶10的供试液10ml，接种至适宜体积（经方法适用性试验确定，一般为90ml）的胰酪大豆胨液体培养基中，混匀，移入阳性接种间，加入不大于100cfu的阳性对照菌。阳性对照试验应呈阳性。

（5）选择和分离培养：取上述预培养物划线接种于甘露醇氧化钠琼脂培养基平板上，30～35℃培养18～72小时。

（6）结果判断：若甘露醇氧化钠琼脂培养基平板上有黄色菌落或外周有黄色环的白色菌落生长，应进行分离、纯化及适宜的鉴定试验，确证是否为金黄色葡萄球菌；若平板上没有与上述形态特征相符或疑似的菌落生长，或虽有相符或疑似的菌落生长但鉴定结果为阴性，判定供试品未检出金黄色葡萄球菌。

3. 铜绿假单胞菌检查

（1）供试液制备：同前"金黄色葡萄球菌检查"。

（2）增菌培养：取相当于1g或1ml供试品的供试液，接种至适宜体积（经方法适用性试验确定）的胰酪大豆胨液体培养基中，混匀，30～35℃培养18～24小时。

（3）阴性对照试验：取10ml pH 7.0无菌氯化钠－蛋白胨缓冲溶液，至适宜体积（经方法适用性试验确定，一般为90ml）的胰酪大豆胨液体培养基中，混匀，30～35℃培养18～24小时。阴性对照试验的结果应无菌生长。如有菌生长，应进行偏差调查。

（4）阳性对照试验：取1∶10的供试液10ml，接种至适宜体积（经方法适用性试验确定，一般为90ml）的胰酪大豆胨液体培养基中，混匀，移入阳性接种间，加入不大于100cfu的阳性对照菌。阳性对照试验应呈阳性。

（5）选择和分离培养：取上述预培养物划线接种至溴化十六烷基三甲铵琼脂培养基平板上，30～35℃培养18～72小时。

取上述平板上生长的菌落进行氧化酶试验，或采用其他适宜方法进一步鉴定。

（6）氧化酶试验：将洁净滤纸片置于平皿内，用无菌玻棒取上述平板上生长的菌落涂于滤纸片上，滴加新配制的1%二盐酸 N, N－二甲基对苯二胺试液，在30秒内若培养物呈粉红色并逐渐变为紫红色为氧化酶试验阳性，否则为阴性。

（7）结果判断：若溴化十六烷基三甲铵琼脂培养基平板上有菌落生长，且氧化酶试验阳性，应进行适宜的鉴定试验，确证是否为铜绿假单胞菌；若平板上没有菌落生长，或虽有菌落生长但鉴定结果为阴性，或氧化酶试验为阴性，判定供试品未检出铜绿假单胞菌。

【实训报告】

微生物限度检查结果记录

检品名称：　　　　　　　　　　生产厂家：

检品规格：　　　　　　　　　　生产批号：

检品数量：　　　　　　　　　　检验日期：

检验依据：2015 年版《中国药典》

检测环境：　　　温度：　　　湿度：

检验项目：微生物总数检查、金黄色葡萄球菌检查、铜绿假单胞菌检查

1. 微生物总数检查

检验项	需氧菌总数（胰酪大豆胨琼脂培养基，30~35℃培养3~5天）				真菌和酵母菌总数（沙氏葡萄糖琼脂培养基，20~25℃培养5~7天）			
	10^{-1}	10^{-2}	10^{-3}	阴性对照	10^{-1}	10^{-2}	10^{-3}	阴性对照
1								
2								
平均值								
结果								
检验结论								

2. 金黄色葡萄球菌检查

　　　　　　1　　　　　　　　　　　　　2

增菌培养　　　　　　　　　　选择和分离培养

胰酪大豆胨液体培养基　　　甘露醇氧化钠琼脂培养基

培养时间：18~24 小时　　　18~72 小时

阴性对照：

阳性对照：

供试液：

注：若甘露醇氧化钠琼脂培养基平板上有黄色菌落或外周有黄色环的白色菌落生长，应进行分离、纯化及适宜的鉴定试验，确证是否是金黄色葡萄球菌

检验结论：□检出　　　□未检出

3. 铜绿假单胞菌检查

1	2
增菌培养	选择和分离培养
胰酪大豆胨液体培养基	溴化十六烷基三甲铵琼脂

培养时间：18～24 小时　　18～72 小时

阴性对照：

阳性对照：

供试液：

氧化酶试验结果：

检验结论：□检出　　□未检出

检验人：　　　　　　　　　　复核人：

【实训提示】

1. 金黄色葡萄球菌在 3 种分离培养基上的典型菌落为金黄色。但由于受药物影响或有非典型菌株存在，亦可呈橙黄色、柠檬色或白色。培养基存放时间和培养时间影响色素产生，故应新鲜配制。培养时间宜为 48 小时以上。

2. 如果使用干燥培养基，应按说明书配制。注意 pH 是否符合规定，必要时校正 pH 后灭菌使用。

3. 铜绿假单胞菌污染药品后，因生产工艺和药物的影响，在溴化十六烷基三甲胺平板上的菌落可产生非典型形态。为防止漏检，在挑取疑似菌落时，宜取 2～3 个以上菌落，分别进行检验，以提高铜绿假单胞菌的检出率。

【实训思考】

氧化酶实验所用的 1% 二盐酸 N, N – 二甲基对苯二胺试液为什么需要新配制？

【实训体会】

1. 实训收获

2. 不足之处

3. 建议及其他

【实训测试】

实训技能考核表

项目名称：　　　　　　　　　　　　　　　　　　　　测试日期：

考核项目		分值	考核得分
实训前准备	1. 实训预习	1分	
	2. 实训器具准备	1分	
	3. 试液、培养基的配制	1分	
实训过程	4. 供试液的配制	1分	
	5. 微生物检查操作方法	2分	
	6. 结果判断	1分	
实训后整理	7. 仪器清洗并归位	1分	
	8. 实训报告、结论	1分	
	9. 实训总结与体会	1分	
总分		10分	

实训项目八　乌鸡白凤丸的微生物限度检查

【实训目的】

1. 掌握口服中药制剂（含动物成分）微生物限度检查的操作程序，以及需氧菌、真菌及酵母菌计数，大肠埃希菌、沙门菌、耐胆盐革兰阴性菌检查方法。

2. 熟悉口服中药制剂（含动物成分）微生物限度的标准、样品处理方法。

3. 了解口服中药制剂（含动物成分）微生物限度检查的项目。

【实训原理】

该药品为口服中药制剂，剂型为丸剂，含动物成分（乌鸡）、中药成分（熟地黄、川芎、山药等）。由 2015 年版《中国药典》四部"微生物限度标准"可知，该药品的微生物限度标准为：需氧菌数每 1g 不得超过 30000cfu，真菌和酵母菌数每 1g 不得超过 100cfu，大肠埃希菌每 1g 不得检出，沙门菌每 10g 不得检出，耐胆盐革兰阴性菌每 1g 应小于 100 个。因此，该药品微生物限度的检查项目为：需氧菌计数、真菌及酵母菌计数、大肠埃希菌检查、沙门菌检查、耐胆盐革兰阴性菌检查。

【材料与仪器】

1. **菌种**　由国家药品检定机构购买。

大肠埃希菌（*Escherichia coli*）［CMCC（B）44 102］

乙型副伤寒沙门菌（*Salmonella paratyphi*）［CMCC（B）50 094］

2. **培养基及稀释液**　pH 7.0 无菌氯化钠 – 蛋白胨缓冲液；胰酪大豆胨琼脂培养基；沙氏葡萄糖琼脂培养基；麦康凯液体培养基；麦康凯琼脂培养基平板；RV 沙门增菌液体培养基；木糖赖氨酸脱氧胆酸盐琼脂培养基；紫红胆盐葡萄糖琼脂培养基。

3. **供试品**　乌鸡白凤丸。

4. **其他**　无菌衣、裤、帽、口罩（也可用一次性物品替代）；大、小橡皮乳头、称量纸及不锈钢药匙、酒精灯、酒精棉球、乳胶手套、试管架、火柴、记号笔；锥形瓶、研钵（直径 10～12cm）、量筒、试管及塞子、刻度吸管（1ml、10ml）、培养皿、载玻片、滤纸片、玻璃或搪瓷消毒缸（带盖）。

【方法与步骤】

1. **需氧菌、真菌及酵母菌计数**　参照本部分"项目六"中的检查。

2. **大肠埃希菌检查**　参照本部分"项目六"中的检查。

3. **沙门菌的检查**

（1）供试液制备及增菌培养：取 10g 或 10ml 供试品直接或处理后接种至适宜体积（经方法适用性试验确定）的胰酪大豆胨液体培养基中，混匀，30～35℃培养 18～24 小时。

（2）选择和分离培养：取上述预培养物 0.1ml 接种至 10ml RV 沙门增菌液体培养基中，30~35℃培养 18~24 小时。取少量 RV 沙门增菌液体培养物划线接种于木糖赖氨酸脱氧胆酸盐琼脂培养基平板上，30~35℃培养 18~48 小时。

沙门菌在木糖赖氨酸脱氧胆酸盐琼脂培养基平板上生长良好，菌落为淡红色或无色、透明或半透明、中心有或无黑色。用接种针挑选疑似菌落于三糖铁琼脂培养基高层斜面上进行斜面和高层穿刺接种，培养 18~24 小时，或采用其他适宜方法进一步鉴定。

（3）结果判断：若木糖赖氨酸脱氧胆酸盐琼脂培养基平板上有疑似菌落生长，且三糖铁琼脂培养基的斜面为红色、底层为黄色或斜面为黄色、底层为黄色或黑色，应进一步进行适宜的鉴定试验，确证是否为沙门菌；若平板上没有菌落生长，或有菌落生长但鉴定结果为阴性，或三糖铁琼脂培养基的斜面未见红色、底层未见黄色；或斜面黄色、底层未见黄色或黑色，判定供试品未检出沙门菌。

4. 耐胆盐革兰阴性菌检查

（1）供试液的制备及预培养：取供试品，用胰酪大豆胨液体培养基作为稀释剂制成 1:10 供试液（供试液的制备方法参照"微生物计数法"），混匀，在 20~25℃培养，培养时间应使供试品中的细菌充分恢复但不增殖（约 2 小时）。同时做阴性对照试验和阳性对照试验。

（2）定性试验：除另有规定外，取相当于 1g 或 1ml 供试品的上述预培养物接种至适宜体积（经方法适用性试验确定）肠道菌增菌液体培养基中，30~35℃培养 24~48 小时后，划线接种于紫红胆盐葡萄糖琼脂培养基平板上，30~35℃培养 18~24 小时。如平板上无菌落生长，判定供试品未检出耐胆盐革兰阴性菌。

（3）定量试验：①选择和分离培养，取相当于 0.1g、0.01g 和 0.001g（或 0.1ml、0.01ml 和 0.001ml）供试品的预培养物或其稀释液，分别接种至适宜体积（经方法适用性试验确定）肠道菌增菌液体培养基中，30~35℃培养 24~48 小时。上述每一培养物分别划线接种于紫红胆盐葡萄糖琼脂培养基平板上，30~35℃培养 18~24 小时。②结果判断，若紫红胆盐葡萄糖琼脂培养基平板上有菌落生长，则对应培养管为阳性，否则为阴性。根据各培养管检查结果，从表 4-5 中查 1g 或 1ml 供试品中含有耐胆盐革兰阴性菌的可能菌数。

表 4-5 耐胆盐革兰阴性菌的可能菌数（N）

各供试品的检查结果			每 1g（或 1ml）供试品中
0.1g 或 0.1ml	0.01g 或 0.01ml	0.001g 或 0.001ml	可能的菌数 cfu
+	+	+	$N > 10^3$
+	+	−	$10^2 < N < 10^3$
+	−	−	$10 < N < 10^2$
−	−	−	$N < 10$

注：①+代表紫红胆盐葡萄糖琼脂平板上有菌落生长；−代表紫红胆盐葡萄糖琼脂平板上无菌落生长。②若供试品量减少 10 倍（如 0.01g 或 0.01ml，0.001g 或 0.001ml，0.0001g 或 0.0001ml），则每 1g（或 1ml）供试品中可能的菌数（N）应相应增加 10 倍。

【**实训报告**】

微生物限度检查结果记录

检品名称：　　　　　　　　　　生产厂家：

检品规格：　　　　　　　　　　生产批号：

检品数量：　　　　　　　　　　检验日期：

检验依据：2015 年版《中国药典》

检测环境：　温度：　　　　湿度：

检验项目：微生物总数检查、大肠埃希菌、沙门菌、耐胆盐革兰阴性菌检查

1. 微生物总数检查

检验项	需氧菌总数（胰酪大豆胨琼脂培养基，30~35℃培养3~5天）				真菌和酵母菌总数（沙氏葡萄糖琼脂培养基，20~25℃培养5~7天）			
	10^{-1}	10^{-2}	10^{-3}	阴性对照	10^{-1}	10^{-2}	10^{-3}	阴性对照
1								
2								
平均值								
结果								
检验结论								

2. 大肠埃希菌检查

1　　　　　　　　　　　　2

增菌培养　　　　　　　　选择和分离培养

麦康凯液体培养基　　　　麦康凯平板

培养时间：18~24 小时　　24~48 小时　　18~72 小时

阴性对照：

阳性对照：

供试液：

注：若麦康凯琼脂平板上有菌落生长，应进行分离、纯化及适宜的鉴定试验，确证是否为大肠埃希菌

检验结论：□检出　　□未检出

3. 沙门菌检查

1	2
增菌培养	选择和分离培养
RV 沙门增菌液体培养基	木糖赖氨酸脱氧胆酸盐琼脂培养基

培养时间：18~24 小时　　18~48 小时

阴性对照：

阳性对照：

供试液：

注：若木糖赖氨酸脱氧胆酸盐琼脂培养基平板上有疑似菌落生长，且三糖铁琼脂培养基的斜面为红色、底层为黄色或斜面为黄色、底层为黄色或黑色，应进一步进行适宜的鉴定试验，确证是否为沙门菌

检验结论：□检出　　　□未检出

4. 耐胆盐革兰阴性菌检查

1	2
定性实验结果	定量实验结果

阴性对照：

阳性对照：

供试液：

检验结论：□检出　　　□未检出

检验人：　　　　　　　　　复核人：

【实训提示】

1. 加供试液的乳糖发酵管，由于有的药渣颜色较深或沉淀较多，干扰结果的观察。应仔细观察试管底部、试管壁及培养液表面。

2. 加供试液的胆盐乳糖发酵管，经培养后，其倒管内无论产气多少，均应进行分离培养，革兰染色、镜检。如产气太少，可延长培养时间。

3. 试验用培养基需经过质量鉴定，用已知典型反应菌株进行测验，其灵敏度及特征性反应符合要求。培养基需在规定条件保存，在规定时间内使用。分离平板在使用前应置 36℃ 温箱内倒置培养 1~2 小时，使其表面温暖湿润，利于分离。

4. 用于生化试验、血清学试验的菌种应是纯培养物，否则结果有误，如血清阳性而生化试验不符合时，应首先检查培养物的纯度。对污染的培养物，不应丢弃，因为可能掩盖沙门菌，故应重新分离再进行试验。

【实训思考】

1. 血清凝集试验的影响因素有哪些？
2. 沙门菌检查完后，为防止环境污染，需进行哪些后续操作？

【实训体会】

1. 实训收获

2. 不足之处

3. 建议及其他

【实训测试】

实训技能考核表

项目名称：　　　　　　　　　　　　　　　　　　　　　　　　　测试日期：

	考核项目	分值	考核得分
实训前准备	1. 实训预习	1 分	
	2. 实训器具准备	1 分	
	3. 试液、培养基的配制	1 分	
实训过程	4. 供试液的配制	1 分	
	5. 微生物检查操作方法	2 分	
	6. 结果判断	1 分	
实训后整理	7. 仪器清洗并归位	1 分	
	8. 实训报告、结论	1 分	
	9. 实训总结与体会	1 分	
总分		10 分	

实训项目九 注射用青霉素钠的细菌内毒素检查

【实训目的】

1. 掌握采用鲎试剂法——凝胶法进行细菌内毒素检查的操作方法，并学会观察阴性、阳性结果。
2. 掌握鲎试剂法检查细菌内毒素的原理。
3. 熟悉细菌内毒素检查的意义。

【实训原理】

鲎试剂法是利用从鲎的变形细胞中提取的试剂与微量内毒素产生凝集反应的现象，以判断供试品中细菌内毒素限量是否符合规定的一种方法。它具有比家兔法更简便、快速、灵敏度高、重现性好等优点。该法本质上是一种酶反应，因为鲎血细胞中含有一种高分子量的凝固酶原和一种可凝固蛋白原，前者经内毒素激活转化成具有活性的凝固酶，通过酶解作用，使凝固蛋白原转变成凝固蛋白，凝固蛋白又经过交联酶的作用相互聚合形成凝胶。

鲎试剂法包括凝胶法和光度测定法两种方法，后者包括浊度法和显色基质法。供试品检测时，可使用其中任何一种方法进行试验。当测定结果有争议时，除另有规定外，以凝胶法结果为准。

细菌内毒素的量用内毒素单位（EU）表示。细菌内毒素国家标准品系自大肠埃希菌提取精制而成，用于核定、复核、仲裁鲎试剂灵敏度和标定细菌内毒素工作标准品的效价。细菌内毒素工作标准品系以细菌内毒素国家标准品为基准标定其效价，用于试验中试剂灵敏度复核、干扰试验及设置的各种阳性对照。细菌内毒素工作标准中每1ng 细菌内毒素的效价不小于 2EU，不大于 50EU。细菌内毒素检查用水系指与灵敏度为 0.02EU/ml 或更高灵敏度的鲎试剂在 37℃ ±1℃ 条件下 24 小时不产生凝集反应的灭菌注射用水。

【材料与仪器】

1. **仪器** 稀释容器、移液器材、旋涡混合器、试管架、酒精灯、消毒酒精棉球、剪刀、砂轮、镊子、封口胶布等。
2. **供试品** 注射用青霉素钠（80 万 U）。
3. **试剂** 细菌内毒素检查用水（步骤中的检查用水即为此水）、细菌内毒素工作标准品（效价为 10EU/ml）、鲎试剂（λ =0.5EU/ml）。

【方法与步骤】

1. **细菌内毒素标准溶液的制备** 取细菌内毒素国家标准品一只，轻弹瓶壁，使粉末落入瓶底，然后用砂轮在瓶颈上部轻轻划痕，75%乙醇溶液棉球擦拭后开启，启开过程中应防止玻璃屑落入瓶内。

按照标准品说明书，加入规定量的细菌内毒素检查用水溶解其内容物，用封口膜将瓶口封严，置于涡旋混合器上混合15分钟。然后稀释，制备成4个浓度的细菌内毒素标准溶液，即 λ、0.5λ、0.25λ、0.125λ。（λ 为所复核的鲎试剂的标示灵敏度）。每稀释一步均应在涡旋混合器上混合30秒。

2. 供试品的稀释

（1）计算依据：$MVD = cL/\lambda$。则 $c = \lambda \times MVD/L$，因为供试品为注射用无菌粉末，因此 MVD 取1，故：$c = \lambda/L$。式中，c 为最小有效浓度，λ 为鲎试剂灵敏度，L 为供试品的细菌内毒素限量。

根据《中国药典》2015年版的规定，注射用青霉素钠的细菌内毒素的限量 L 为每1000U应小于0.1EU。所以，$c = \lambda/L = 0.5/0.0001 = 5000U/ml$。

（2）注射用青霉素钠的稀释过程为：取注射用青霉素钠（80万U）1支，加细菌内毒素检查用水4.0ml充分溶解，取上述溶液0.5ml，加细菌内毒素检查用水4.5ml混匀，再取后者混合液0.5ml，加细菌内毒素检查用水1.5ml，摇匀，即得5000U/ml的供试品溶液。

3. 检查过程 取鲎试剂8支，放入试管架中，按照表4-6做好标记并加入相应试液，每组平行两支。

表4-6 凝胶限度试验溶液的制备

编号	内毒素浓度/被加入内毒素的溶液	平行管数
A	无/供试品溶液	2
B	2λ/供试品溶液	2
C	2λ/检查用水	2
D	无/检查用水	2

注：A 为供试品溶液；B 为供试品阳性对照；C 为阳性对照；D 为阴性对照。

封闭管口，摇匀，放入37℃±1℃恒温水浴保温60分钟±2分钟，取出，观察结果，记录结果。

将试管缓慢翻转180°，若管内凝胶显示坚实不变形为阳性，记录为"＋"；若无凝胶出现，或虽有凝胶但不能保持完整，从管壁滑脱，均判定为阴性，记录为"－"。

4. 结果判断 若阴性对照溶液的平行管均为阴性，供试品阳性对照溶液的平行管均为阳性，阳性对照溶液的平行管均为阳性，试验有效。若检品S的两个平行管均为阴性，判定供试品符合规定；若检品S的两个平行管均为阳性，判定供试品不符合规定；若检品S的两个平行管中的一管为阳性，另一管为阴性，需进行复试。

【实训报告】

细菌内毒素检查结果记录

品名：**注射用青霉素钠**　　　批号：

规格：　　检验日期：

生产厂家：

检定依据：**2015 年版《中国药典》**

检测环境：　　温度：　　　湿度：

细菌内毒素标准溶液的配制：取细菌内毒素国家标准品一只，加入规定量的细菌内毒素检查用水溶解其内容物，用封口膜将瓶口封严，置于涡旋混合器上混合 15 分钟。然后稀释，制备成 4 个浓度的细菌内毒素标准溶液，即 λ、0.5λ、0.25λ、0.125λ。

供试品的稀释：取注射用青霉素钠 80 万 U 1 支，加细菌内毒素检查用水 4.0ml 充分溶解，取溶解液 0.5ml，加细菌内毒素检查用水 4.5ml 混匀，取后者 0.5ml，加细菌内毒素检查用水 1.5ml 摇匀即得 5000U/ml 的溶解液。

对照溶液的配制：用检查用水将内毒素标准品稀释制成浓度为 λ 的内毒素标准溶液，作为 PC。用待测供试品溶液或稀释液将内毒素标准制成浓度为 λ 的内毒素溶液，作为 PPC。细菌内毒素检查用水制成 NC。

检查：取 8 支溶解好的鲎试剂，按下表分别加入相应试液作为供试品溶液（A）、阳性对照液（B）、供试品阳性对照液（C）及阴性对照液（D）。混匀后用封口膜封闭管口，垂直放入 37℃ ±1℃ 水浴中，保温 1 小时。避免振动。

检查结果：

序号	A		B		C		D	
	1	2	3	4	5	6	7	8
现象								

结论：

检验人：　　　　复核人：

【实训提示】

1. 内毒素标准品断开安瓿瓶颈时不得有碎片掉入。

2. 混合时间要足够，以保证内毒素不团聚或附着在管壁上。

3. 稀释过程中每一步骤所使用移液器具不能交叉使用。

4. 试验所用的器皿需经处理，以去除可能存在的外源性内毒素。常用的方法是在 250℃ 干烤至少 1 小时，也可用其他确证不干扰细菌内毒素检查的适宜方法。若使用塑料器械，如微孔板和与微量加样器配套的吸头等，应选用标明无内毒素并且对试验无干扰的器械。

5. 试验操作过程应防止微生物的污染。

【实训思考】

1. 鲎试剂法检查细菌内毒素的原理是什么？
2. 设置阳性对照、阴性对照的意义分别是什么？
3. 实验过程中需要注意哪些问题以保证结果真实可靠？
4. 细菌内毒素检查的意义何在？

【实训体会】

1. 实训收获

2. 不足之处

3. 建议及其他

【实训测试】

实训技能考核表

项目名称：　　　　　　　　　　　　　　　　　　测试日期：

考核项目		分值	考核得分
实训前准备	1. 实训预习	1 分	
	2. 实训器具的准备和无热原处理	1 分	
	3. 试剂准备	1 分	
实训过程	4. 细菌内毒素工作标准品、供试品的稀释	2 分	
	5. 凝胶限度法操作	2 分	
	6. 观察现象并记录	1 分	
实训后整理	7. 仪器清洗并归位	1 分	
	8. 实训报告、总结与体会	1 分	
总分		10 分	

实训项目十　氯化钠注射液的热原检查

【实训目的】

1. 掌握药品热原检查方法（家兔法）。
2. 掌握热原检查结果判定的标准。
3. 熟悉热原检查的意义。

【实训原理】

热原也称发热物质，一般是指细菌等微生物产生的微量即能引起动物体温异常升高的物质的总称。它包括细菌性热原、内源性高分子热原、内源性低分子热原及化学物质、异性蛋白等。

由于家兔对热原的反应与人基本相似，目前家兔法仍为各国药典规定的检查热原的法定方法。《中国药典》2015 年版规定：家兔法是将一定量的供试品静脉注入家兔体内，在规定时间内观察家兔体温升高的情况，以判定供试品中所含热原的限度是否符合规定。

【材料与仪器】

1. **实验动物**　健康合格家兔，体重 1.7kg 以上，雌兔应无孕。
2. **仪器**　家兔固定箱，温度计，注射器，针头，镊子，酒精棉球。
3. **供试品**　0.9% 氯化钠注射液。

【方法与步骤】

1. **实验前准备**　供试用的家兔应健康合格，体重 1.7kg 以上（用于生物制品检查用的家兔体重为 1.7～3.0kg），雌兔应无孕。预测体温前 7 天即应用同一饲料饲养，在此期间内，体重应不减轻，精神、食欲、排泄等不得有异常现象。未经用于热原检查的家兔；或供试品判定为符合规定但组内升温达 0.6℃ 的家兔；或 3 周内未曾使用的家兔，均应在检查供试品前 7 日内预测体温，进行挑选。挑选试验的条件与检查供试品时相同，仅不注射药液，每隔 30 分钟测量体温 1 次，共测 8 次，8 次体温均在 38.0～39.6℃ 的范围内，且最高最低体温的差数不超过 0.4℃ 的家兔，方可供热原检查用。用于热原检查后的家兔，如供试品判定为符合规定，至少应休息 48 小时方可再供热原检查用，其中升温达 0.6℃ 的家兔应休息 2 周以上。对于血液制品、抗毒素和其他同一抗原性供试品检测的家兔可在 5 日内重复使用 1 次。如供试品判定为不符合规定，则组内全部家兔不再使用。

在热原检查前 1～2 日，供试用家兔应尽可能处于同一温度的环境中，实验室和饲养室的温度相差不得大于3℃，实验室的温度应在17～25℃，在试验全部过程中，应注意室温变化不得大于3℃，应防止动物骚动并避免噪音干扰。家兔在试验前至少1小时开始停止给食并置于宽松适宜的装置中，直至试验完毕。家兔体温应使用精密度为±0.1℃的测温装置。测温探头或肛温计插入肛门的深度和时间各兔应相同，深度一般约6cm，时间不得少于1.5分钟，每隔30分钟测量体温1次，一般测量2次，两次体温之差不得超过0.2℃，以此两次体温的平均值作为该兔的正常体温。当日使用家兔，正常体温应在38.0～39.6℃的范围内，且各兔正常体温之差不得超过1℃。

试验用的注射器、针头及一切和供试品溶液接触的器皿应除去热原，通常采用干热灭菌法（250℃加热30分钟），也可用其他适宜的方法除去热原。

2. **检查过程**　取适用的家兔3只，测定其正常体温后15分钟以内，自耳静脉缓缓注入温热至约38℃的供试品溶液（10ml/kg），然后每隔30分钟按前法测量其体温1次，共测6次，以6次体温中最高的一次减去正常体温，即为该兔体温的升高度数。如3只家兔中有1只体温升高0.6℃或0.6℃以上，或3只家兔体温升高的总和达1.3℃或1.3℃以上，应另取5只家兔复试，检查方法同上。

3. **结果判断**　初试的3只家兔，体温升高均低于0.6℃，并且3只家兔体温升高总和低于1.3℃；或复试的5只家兔，体温升高0.6℃或0.6℃以上的家兔不超过1只，并且初试、复试合并8只家兔的体温升高总和为3.5℃或3.5℃以下，均认为供试品的热原检查符合规定。

初试的3只家兔，体温升高0.6℃或0.6℃以上的家兔超过1只；或复试的5只家兔，体温升高0.6℃或0.6℃以上的家兔超过1只；或在初试、复试合并8只家兔的体温升高总数超过3.5℃，均认为供试品的热原检查不符合规定。

当家兔升温为负值时，均以0℃计。

【实训报告】

热原检查结果记录

品名：0.9%氯化钠注射液　　批号：

生产厂家：　　规格：

检定依据：《中国药典》2015年版

检测环境：　温度：　　湿度：

试验动物：

检查法：取适用的家兔3只，测定其正常体温后15分钟以内，自耳静脉缓缓注入温热至约38℃的供试品溶液（10ml/kg），然后每隔30分钟按前法测量其体温1次，共测6次，以6次体温中最高的一次减去正常体温，即为该兔体温的升高度数。

结果：

兔号	1	2	3	4	5
体重					
检查前正常体温					
注射药量（ml）					
第一次测温					
第二次测温					
第三次测温					
第四次测温					
第五次测温					
第六次测温					
体温升高值					

结论：

检验人：　　　　　复核人：

检验日期：

【实训提示】

1. 热原检查时，可能会遇到大幅降温的情况（超过 0.6℃）。主要原因有：室温过低或大幅度波动造成大幅降温；家兔体质问题，由于季节变换等原因，造成家兔身体状况不佳；在注射大剂量供试品时，没有进行预热 38℃ 处理；测温过程中，肛门大量出血等。

2. 2015 年版《中国药典》规定，室温应保持在 17~25℃，一次实验中室温变化不得大于 3℃。

3. 体温降低为负值时，以 0 计算。

4. 复试时，挑选对热原敏感使用过 2~3 次的家兔进行试验为宜。当供试品不符合规定时，则组内家兔不再使用。供试品符合规定的家兔，需休息 2 天可再次使用；如药物本身毒性较大、排泄较慢，则应适当延长休息时间，以免引起药物蓄积中毒。

【实训思考】

1. 热原检查时对家兔有何要求？试验中须注意什么？

2. 注射供试品溶液时，为什么要预热至 38℃？

3. 何种情况下，热原检查需要进行复试？

【实训体会】

1. 实训收获

2. 不足之处

3. 建议及其他

【实训测试】

实训技能考核表

项目名称：   测试日期：

	考核项目	分值	考核得分
实训前准备	1. 实训预习	1分	
	2. 实训器具准备	1分	
	3. 实验动物的选择	1分	
实训过程	4. 实验动物挑选	1分	
	5. 热原检查操作方法	2分	
	6. 观察现象并记录	1分	
实训后整理	7. 实验动物的处理	1分	
	8. 实训报告、结论	1分	
	9. 实训总结与体会	1分	
总分		10分	

实训项目十一　右旋糖酐 20 氯化钠注射液的异常毒性检查

【实训目的】

1. 掌握小鼠试验法检查药品异常毒性的操作方法。
2. 熟悉药品异常毒性检查的原理及在药品安全性检查项目中的意义。
3. 了解异常毒性检查在药品生产领域中的应用。

【实训原理】

异常毒性非药物本身所具有的毒性，是指由生产过程中引入或其他原因所导致的毒性。2015 年版《中国药典》四部规定，非生物制品异常毒性试验采用小鼠试验法，生物制品异常毒性试验可采用小鼠试验法或豚鼠试验法。该法系将一定剂量的供试品溶液注入小鼠或豚鼠体内或口服给药，在规定时间内观察小鼠死亡情况，以判定供试品是否符合规定的一种方法。由于死亡反应作为判断指标比较明确，因此 2015 年版《中国药典》以动物死亡为主要判断指标。

异常毒性试验实际上是一个限度试验，在此剂量条件下，一般供试品不应使实验动物中毒死亡；除动物实验方法存在的差异或偶然差错外，如果出现实验动物急性中毒而死亡，则反映该供试品中含有的急性毒性物质超过了正常水平。

小鼠试验法：除另有规定外，取小鼠 5 只，体重 18~22g，每只小鼠分别静脉给予供试品溶液 0.5ml。应在 4~5 秒内匀速注射完毕，规定缓慢注射的品种可延长至 30 秒，观察 7 天，并记录观察期内动物的反应。

豚鼠试验法：除另有规定外，取豚鼠 2 只，注射前每只称体重，应为 250~350g。每只豚鼠腹腔注射供试品溶液 5.0ml，观察 7 天。

2015 年版《中国药典》四部通则 1141 规定：除另有规定外，全部小鼠在给药后 48 小时内不得有死亡；如有死亡时，应另取体重 19~21g 的小鼠 10 只复试、全部小鼠在 48 小时内不得死亡。

对于 2015 年版《中国药典》收载的生物制品，四部通则 1141 规定：除另有规定外，观察期内，小鼠（豚鼠）应全部健存，且无异常反应，到期时每只小鼠体重应增加，判定供试品符合规定。如不符合上述要求，应另取体重 19~21g 的小鼠 10 只（豚鼠 4 只）复试 1 次，判定标准同前。

【材料与仪器】

1. **仪器**　高压蒸汽灭菌器、天平（精度 0.01mg 或 0.5mg 用于供试品、试剂称量，精度 0.1g 用于实验动物称重）、小鼠固定器和支架、注射器（1ml 以下，精度 0.01ml）、注射针头、秒表、棉球、大称量瓶、吸管、移液管、小烧杯、胃管灌注针头、试管等。

试验用玻璃容器、注射器、针头等与供试品及动物接触的用具进行干热灭菌。

2. **供试品** 右旋糖酐 20 氯化钠注射液。

3. **试剂** 75% 乙醇溶液、灭菌注射用水、氯化钠注射液。

4. **实验动物** 同一来源同品系小鼠 5 只，体重 17~20g。

【方法与步骤】

1. **供试品溶液** 用 75% 乙醇棉球消毒瓶塞，精密量取一定量右旋糖酐 20 氯化钠注射液作为供试品溶液。

2. **检查法** 取 5 只小鼠，按静脉注射方式给药，每只小鼠分别给予供试品溶液 0.5ml，观察 48 小时，并记录下 48 小时内动物的死亡数量。

操作方法：参照第三部分"单项技能六"的方法，采取尾静脉注射方式给药。将小鼠放入固定器中，固定，使尾巴暴露在外，扭转鼠尾，使静脉向上，用 75% 乙醇溶液擦拭鼠尾注射部位，待尾部左右侧静脉扩张后，一手捏住鼠尾，一手持注射器，针尖与鼠尾呈一定角度（小于 30°）刺入静脉。如注射部位发白且推入药液时有阻力，表示针头未插入静脉内，应重刺。如药液有损失，应另取小鼠注射。注射完毕后，拔出针头，用消毒棉按住注射部位轻轻按压，防止药液外漏，止血后，取出小鼠放鼠盒中，观察即时反应，并作记录。

3. **结果判断** 全部小鼠在给药后 48 小时内不得有死亡；如有死亡时，应另取体重 18~19g 的小鼠 10 只复试，全部小鼠在 48 小时内不得有死亡。

【实训报告】

异常毒性实验结果记录

品名：右旋糖酐 20 氯化钠注射液 批号：

规格： 生产厂家：

检定依据：《中国药典》2015 年版

检测环境： 温度： 湿度：

供试品溶液的配制与稀释：

检查法：5 只小鼠编号为 1~5 号，每只小鼠静脉注射供试品溶液 0.5ml，观察 48 小时，记录小鼠的死亡情况。

结果：

试验小鼠：5 只，死亡_____只

结论：

检验人： 复核人：

检验日期：

【实训提示】

1. 动物的质量是试验成功的重要因素之一，质量包括级别、来源、体重、饲养条件等。在选取实验动物时，应从具备实验动物生产许可证资质的单位购进，供试用的动物应同一来源同品系，体重和饲养条件须保持相近。实验用的动物小鼠须健康无伤，毛色光滑，眼睛红亮，活泼，雌雄并用（雌者不得有孕），试验前及观察期内应符合国家对动物饲养条件的要求。实验动物在称重前自然饱腹。做过本实验的动物不得重复使用。

2. 供试品的注射速度是试验成功的另一重要因素，注射速度过快、过慢和速度不均匀都可能影响检查结果。因此，在试验时要保持匀速注射给药，且一次实验中每只小白鼠的注射时间要尽量一致。除另有规定外，一般注射速度为 4～5 秒。

3. 试验时的室温应保持在 20～30℃，过高或过低均可影响试验结果。

4. 本试验选择未经过稀释的右旋糖酐 20 氯化钠注射液直接作为供试品溶液。一般说来，供试品注射剂异常毒性检查的剂量限值应低于该注射剂的正常毒性剂量（最低致死量），并应高于人临床剂量，同时应考虑实验室之间的差异、动物反应性的差异和制剂的差异。

【实训思考】

1. 小鼠试验法检查药品异常毒性时，应注意哪些细节以保证试验的准确性？
2. 为什么要进行药品异常毒性检查？哪些情况下可不做此项检查？
3. 如果试验结果出现小鼠死亡情况该如何处理？
4. 除静脉给药方式外，异常毒性检查还有哪些给药方式？
5. 如何确定异常毒性检查的检查剂量？

【实训体会】

1. 实训收获

2. 不足之处

3. 建议及其他

【实训测试】

实训技能考核表

项目名称：　　　　　　　　　　　　　　　　　　　　　测试日期：

考核项目		分值	考核得分
实训前准备	1. 实训预习	1 分	
	2. 实训器具准备	1 分	
	3. 实验动物的选择	1 分	
实训过程	4. 实验动物挑选	1 分	
	5. 异常毒性检查操作方法	2 分	
	6. 观察现象并记录	1 分	
实训后整理	7. 实验动物的处理	1 分	
	8. 实训报告、结论	1 分	
	9. 实训总结与体会	1 分	
总分		10 分	

实训项目十二　庆大霉素效价的微生物检定法

【实训目的】

1. 掌握管碟法的基本原理和方法。
2. 掌握剂量法测定庆大霉素效价的操作。

【实训原理】

抗生素效价的生物测定有稀释法、比浊法、扩散法三大类。管碟法是扩散法中的一种。管碟法是利用抗生素在琼脂培养基内的扩散渗透作用，将已知浓度的标准品溶液与未知浓度的样品溶液在含有敏感试验菌的琼脂表面进行扩散渗透，形成含一定浓度的抗生素球形区，从而抑制试验菌的繁殖，呈现出透明的抑菌圈。根据抗生素在一定浓度范围内的对数剂量与抑菌圈的直径（面积）呈线性关系，通过比较标准品溶液与样品溶液产生抑菌圈的大小，进而计算出样品的效价。

由于本法是利用抗生素抑制敏感细菌的特点，所以符合临床使用的实际情况，而且灵敏度也很高，不需特殊设备，故一般实验室及生产上多采用此法。但此法也有缺点，即操作步骤多，手续繁杂，培养时间长、得出结果慢。尽管如此，由于它有上述的独特优点而被世界各国所公认，成为国际通用的方法，被列入各国药典法规的范围内。

【仪器与试剂】

1. **仪器**　恒温培养箱、分析天平、抑菌圈面积（直径）测量仪、培养皿（双碟）、小钢管（牛津杯）、镊子、容量瓶、吸管、移液管、陶瓦盖、游标卡尺。

2. **试剂**　庆大霉素标准品、庆大霉素注射液、pH 7.8 无菌磷酸盐缓冲液、营养琼脂培养基（普通培养基）、效价测定用培养基（培养基Ⅰ）。

3. **实验菌株**　以短小芽孢杆菌［CMCC（B）63 202］为试验菌。

【方法与步骤】

1. **菌悬液的制备**　取短小芽孢杆菌的营养琼脂斜面培养物，接种于盛有营养琼脂培养基的培养瓶中，在 35～37℃培养 7 天，用革兰染色法涂片镜检，应有芽孢 85% 以上。用无菌水 5ml 将芽孢洗下，在 65℃加热 30 分钟，备用。

2. **磷酸盐缓冲液、标准品溶液、供试品溶液的配制**

（1）pH 7.8 无菌磷酸盐缓冲液：用于标准品的稀释。取磷酸氢二钾 5.59g 与磷酸二氢钾 0.41g 加水成 1000ml，滤过，115℃灭菌 30 分钟即得。

（2）标准品溶液：准确称取庆大霉素标准品 30mg 左右，溶解在一定量的无菌蒸馏水中，然后用 pH 7.8 磷酸盐缓冲液分 2 ~ 3 步稀释，最终使成为 S_2（高剂量）为 10U/ml、S_1（低剂量）为 2.5U/ml 的两种庆大霉素溶液（高、低浓度的剂距为 2∶1 或 4∶1）。

（3）供试品溶液：按庆大霉素注射液的标示效价，量取一定体积的待测药品，先用灭菌蒸馏水稀释，再用 pH 7.8 磷酸盐缓冲液分 2 ~ 3 步稀释，最终使之成为 T_2（高剂量）10U/ml、T_1（低剂量）2.5U/ml 的两种庆大霉素注射液供试品溶液。

3. 效价测定用培养基的准备

（1）营养琼脂培养基（普通培养基）：见附录中"二、培养基及其制备方法"。

（2）效价测定用培养基（培养基 I）：见附录中"二、培养基及其制备方法"。

4. 双碟的制备

（1）倒底层培养基：取直径约为 90mm，高 16 ~ 17mm 的平底双碟，用无菌大口吸管（20ml）吸取预先在 100℃ 水浴中加热融化的测定用培养基 20ml，注入培养皿，使其在碟底内均匀摊布，放置水平台面上凝固，作为底层。

（2）倒含菌层：另取测定用培养基适量（100ml）加热融化后，放冷至 48 ~ 50℃（芽孢可至 60℃）；再用无菌吸管吸取短小芽孢杆菌菌悬液适量（能得到清晰的抑菌圈为度，二剂量法标准品溶液高浓度所致的抑菌圈直径在 18 ~ 22mm，三剂量法标准品溶液中心浓度所致的抑菌圈直径在 15 ~ 18mm），加入上述放冷后的测定用培养基内，摇匀。用灭菌大口 10ml 吸管（或小量筒）吸取菌层培养基 5ml，迅速均匀摊布在底层培养基上，置于水平台上冷却，盖上陶瓦盖，放置 20 ~ 30 分钟，备用。

二剂量法双碟的个数不得少于 4 个，三剂量法双碟的个数不得少于 6 个。

5. 放置小钢管（牛津杯） 菌层凝固后，用灭菌镊子或钢管放置器在每一双碟中以等距离均匀安置 4 个（二剂量法，如果是三剂量法则为 6 个）牛津杯（内径 6.0mm ±0.1mm，高为 10.0mm ± 0.1mm，外径为 7.8mm ± 0.1mm），注意使牛津杯平稳落在培养基上，各个牛津杯下落的高度应一致。盖上陶瓦盖，双碟静置 5 ~ 10 分钟，使牛津杯在琼脂内稍下沉稳定后，再开始滴加抗生素溶液。

6. 滴碟、培养 取上述标准品两种溶液和供试品两种溶液，用毛细滴管滴加到牛津杯内。滴加完毕后，盖上陶瓦盖，水平移入培养箱中，于 35 ~ 37℃ 培养 14 ~ 16 小时。

注意：滴加庆大霉素溶液的毛细滴管在滴加前必须用滴加液流洗 2 ~ 3 次，滴加溶液至牛津杯口平满，滴加溶液间隔不可过长。按 S_2（SH）、T_2（TH）、T_1（SL）、S_1（TL）顺序滴加。每种溶液必须各用 1 支毛细滴管。

7. 测量抑菌圈及记录 培养 14 ~ 16 小时后，取出双碟，打开陶瓦盖，取出牛津杯，放入消毒液中，换玻璃盖。检查抑菌圈是否圆整，若抑菌圈破圈或不圆整，则应弃之不用。用游标卡尺测量出每一个抑菌圈的直径。测量时，眼睛视线应与读数刻度垂直，用游标卡尺的尖端与抑菌圈直径的切点呈垂直，然后测量并读数。数值保留至小数点后 2 位（也可采用抑菌圈面积测量仪进行测量）。

【实训报告】

庆大霉素注射液效价测定结果

品名：<u>庆大霉素注射液</u>　　批号：

规格：　　　测定日期：

培养基批号：　　　培养温度：　　　培养时间：

试验菌：

测定依据：《中国药典》2015 年版

测定环境：　　温度：　　　湿度：

标准溶液的配制：准确称取庆大霉素标准品 30mg 左右，溶解在一定量的无菌蒸馏水中，然后用 pH 7.8 磷酸盐缓冲液分 2~3 步稀释，最终使成 S_2（高剂量）为 10U/ml、S_1（低剂量）为 2.5U/ml 的两种庆大霉素溶液（高、低浓度的剂距为 2:1 或 4:1）。

供试品溶液的配制：量取一定体积的庆大霉素注射液，先用无菌蒸馏水稀释，再用 pH 7.8 磷酸盐缓冲液分 2~3 步稀释，最终使之成为 T_2（高剂量）10U/ml、T_1（低剂量）2.5U/ml 的两种庆大霉素注射液供试品溶液。

抑菌圈直径测量结果：

双碟号	抑菌圈直径（mm）			
	d_{S_2}	d_{S_1}	d_{T_2}	d_{T_1}
1				
2				
3				
4				
5				
6				

可靠性测验与效价计算：

结论：

检验人：　　　复核人：

检验日期：

【实训提示】

1. 双碟的制备需要注意以下事项：①玻璃双碟一定要干燥，不能有水。②刻度吸管要用砂轮将尖嘴割掉一点，变成大口后用，否则易发生堵塞。③冬季室温较低，倒好底层的双碟，待凝固后，可先放入37℃恒温箱内温热，这样做的目的是倒菌层时，培养基易于摊布水平。④摇匀菌层培养基时，不能摇出气泡。⑤无论是倒底层还是倒菌层动作都要快，尤其是倒菌层时要更快。

2. 抑菌圈的质量对测定影响很大，应保证抑菌圈形状为圆形，无破圈或圈不完整等现象。

【实训思考】

1. 试分析双碟中出现破圈或产生抑菌圈不完整现象的原因。

2. 滴加抗生素溶液为何要按 S_2、T_2、T_1、S_1 的顺序？可否将所有双碟的 S_2 滴加好以后，再滴加 T_2 等其他溶液？为什么？

3. 抗生素效价测定中，为什么常用管碟法测定？

【实训体会】

1. 实训收获

2. 不足之处

3. 建议及其他

【实训测试】

实训技能考核表

项目名称：   测试日期：

	考核项目	分值	考核得分
实训前准备	1. 实训预习	1分	
	2. 实训器具准备	1分	
	3. 试液准备	1分	
实训过程	4. 标准品溶液和供试品溶液的配制	1分	
	5. 双碟的制备	2分	
	6. 抑菌圈的测量	1分	
	7. 效价的计算	1分	
实训后整理	8. 仪器清洗并归位	1分	
	9. 实训报告、结论与体会	1分	
总分		10分	

实训项目十三 GMP 洁净室微生物数的测定（沉降菌）

【实训目的】

1. 掌握洁净室沉降菌检测的标准操作规程。
2. 熟悉药物生产洁净室的分级。
3. 了解沉降菌检测在药物生产中的意义。

【实训原理】

依据《中华人民共和国国家标准医药工业洁净室（区）沉降菌测试方法》（GB/T16294 - 2010）。采用沉降法，即通过自然沉降原理收集在空气中的生物粒子于培养基平皿，经若干时间，在适宜的条件下让其繁殖到可见的菌落进行计数，以平板培养皿中的菌落数来判定洁净环境内的活微生物数，并以此来评定洁净室（区）的洁净度。具体操作为把经过灭菌的琼脂培养基平板开盖搁置在洁净室（区）内一定时间，捕集落在平板上的微生物粒子，然后进行培养，计算其形成的菌落。

沉降法最大的特点是直接测出落下菌引起的污染，不需要专门的设备和电源，在某个范围内测量，可测出一定范围内的污染过程，优于其他任何一种悬浮粒子浓度测定设备。

【材料与仪器】

1. 培养皿（规格 90mm × 15mm）。
2. 培养基，如大豆酪蛋白琼脂培养基（TSA）或沙氏培养基（SDA）。
3. 恒温培养箱。
4. 高压蒸汽灭菌器。

【方法与步骤】

1. **消毒** 测试前必须对每个培养皿表面严格消毒，以保证无菌。
2. **采样** 将已制备好的培养皿按采样点布置图逐个放置，然后从里到外逐个打开培养皿盖，使培养基表面暴露在空气中。静态测试时，培养皿暴露时间为 30 分钟以上；动态测试时，培养皿暴露时间为不大于 4 小时。
（1）最少采样点数目：沉降菌测试的最少采样点数目可参考悬浮粒子测试方法。
（2）采样点的位置：沉降菌测试的采样点的位置可参考悬浮粒子测试方法。
（3）最少培养皿数：在满足最少采样点数目的同时，还宜满足最少培养皿数（表 4 - 7）。

表 4 - 7 最少培养皿数

洁净度级别	所需 90mm 培养皿数（以沉降 0.5 小时计）
A	14
B	2
C	2
D	2

（4）采样次数：每个采样点一般采样 1 次。

3. 培养 全部采样结束后，将培养皿倒置于恒温培养箱中培养。采用大豆酪蛋白琼脂培养基（TSA）配制的培养皿经采样后，在 30 ~ 35℃ 培养箱中培养，时间不少于 2 天；采用沙氏培养基（SDA）配制的培养皿经采样后，在 20 ~ 25℃ 培养箱中培养，时间不少于 5 天。每批培养基应有对照试验，检验培养基本身是否污染。可每批选定 3 只培养皿作对照培养。

4. 菌落计数 用肉眼对培养皿上所有的菌落直接计数、标记或在菌落计数器上点计，然后用 5 ~ 10 倍放大镜检查，有否遗漏。若平板上有 2 个或 2 个以上的菌落重叠，可分辨时仍以 2 个或 2 个以上菌落计数。

5. 结果计算 用计数方法得出各个培养皿的菌落数，然后按式（4 - 1）计算平均菌落数。

$$\overline{m} = \frac{m_1 + m_2 + \cdots + m_n}{n} \qquad \text{式 (4 - 1)}$$

式中，$\overline{m}$ 为平均菌落数；m_1 为 1 号培养皿菌落数；m_2 为 2 号培养皿菌落数；m_n 为 n 号培养皿菌落数；n 为培养皿总数。

6. 结果评定 用平均菌落数判断洁净室（区）空气中的微生物。每个测试点的平均菌落数必须低于所选定的评定标准。在静态测试时，若某测试点的沉降菌平均菌落数超过评定标准，则应重新采样两次，两次测试结果均合格才能判定为合格。

【实训报告】

沉降菌测试报告	
测试单位	
环境温度（℃）	
相对湿度（%）	
静压差（Pa）	
培养基批号	
培养温度	
测试依据	
测试状态	
测试项目	沉降菌

检验结果：

区域	菌落数				平均数	级别
	1号平皿	2号平皿	3号平皿	4号平皿		

检验结论：

检验人： 复核人：

检验日期：

【实训提示】

1. 测试用具要做灭菌处理，以确保测试的可靠性、正确性。

2. 应采取一切措施防止采样过程的污染和其他可能对样本的污染。

3. 对培养基、培养条件及其他参数（如房间温度、相对湿度、压差、测试状态及测试数据）做详细的记录。

4. 由于细菌种类繁多，差别甚大，计数时一般用透射光于培养皿背面或正面仔细观察，不要漏计培养皿边缘生长的菌落，并须注意细菌菌落与培养基沉淀物的区别，必要时用显微镜鉴别。

5. 采样前应仔细检查每个培养皿的质量，如发现有变质、破损或污染的应剔除。

6. 采样时的注意事项：对于单向流洁净室（区）或送风口，采样器采样口朝向应正对气流方向；对于非单向流洁净室（区），采样口向上。布置采样点时，至少应尽量避开尘粒较集中的回风口。采样时，测试人员应站在采样口的下风侧，并尽量少走动。

7. 培养皿在用于检测时，为避免培养皿运输或搬动过程造成的影响，宜同时进行对照试验，每次或每个区域取1个对照皿，与采样皿同法操作但不需暴露采样，然后与采样后的培养皿（TSA或SDA）一起放入培养箱内培养，结果应无菌落生长。

【实训思考】

1. 对洁净室进行检测时为什么要分静态状态和动态状态？

2. 制药生产车间为什么要进行沉降菌检测？

【实训体会】

1. 实训收获

2. 不足之处

3. 建议及其他

【实训测试】

实训技能考核表

项目名称：   测试日期：

	考核项目	分值	考核得分
实训前准备	1. 实训预习	1 分	
	2. 实训器具准备、玻璃器皿洗涤	1 分	
	3. 培养基的准备	1 分	
实训过程	4. 培养基的取用准确、规范	1 分	
	5. 按规程操作	2 分	
	6. 观察现象并记录	1 分	
实训后整理	7. 仪器清洗并归位	1 分	
	8. 实训报告、结论	1 分	
	9. 实训总结与体会	1 分	
总分		10 分	

第五部分 | 综合实训

实训项目一 胰岛素效价测定——小鼠血糖法

【实训目的】

1. 掌握小鼠血糖法测定胰岛素效价的操作过程。
2. 熟悉小鼠血糖法的测定原理。
3. 了解胰岛素的结构和临床药理学作用。

【实训原理】

胰岛素是由胰岛 B 细胞受内源性或外源性物质的刺激而分泌的一种蛋白质激素。胰岛素由 A、B 两个肽链组成。人胰岛素 A 链有 11 种 21 个氨基酸，B 链有 15 种 30 个氨基酸，共 26 种 51 个氨基酸组成。

胰岛素是机体内唯一降低血糖的激素，也是唯一同时促进糖原、脂肪、蛋白质合成的激素。其主要药理作用为：①调节糖代谢，促进全身组织对葡萄糖的摄取和利用，并抑制糖原的分解和糖原异生；②调节脂肪代谢，促进脂肪的合成与贮存，使血中游离脂肪酸减少，同时抑制脂肪的分解氧化；③调节蛋白质代谢，促进细胞对氨基酸的摄取和蛋白质的合成，抑制蛋白质的分解；④促进钾离子和镁离子穿过细胞膜进入细胞内；促进脱氧核糖核酸（DNA）、核糖核酸（RNA）及三磷酸腺苷（ATP）的合成。

2015 年版《中国药典》四部规定，胰岛素的生物检定法为小鼠血糖法。系根据胰岛素降低血糖的药理作用，比较胰岛素标准品（S）与供试品（T）引起小鼠血糖下降的剂量与反应的两条平行直线关系，间接测定等反应剂量的方法。并按双交叉设计，减少试验动物间差异的影响，由测定每组各动物给药后的血糖值，再照量反应平行线测定双交叉设计法计算供试品的效价及实验误差。

本法的可信限率（$FL\%$）不得大于 25%。$FL\% > 25\%$ 者应重复试验。

【材料与仪器】

1. **仪器** 紫外分光光度计、万分之一分析天平、天平、恒温水浴箱、离心机、pH 计、微量取样器、加样器、注射器等。
2. **试剂** 葡萄糖氧化酶（GOD）溶液（40U/ml 以上）、过氧化物酶（POD）溶液（3mg/ml）、枸橼酸（0.1mol/L）缓冲液（pH6.6）、氯化钠、葡萄糖标准溶液（10mg/ml）、二甲基苯胺、4 - 氨基安替比林、5% 三氯醋酸溶液、1% 草酸钾溶液等。

3. **供试品** 胰岛素注射液。

4. **实验动物** 健康无伤、同一来源、同一性别、出生日期相近的成年小鼠，体重相差不得超过3g。

【方法与步骤】

1. **标准品溶液的配制** 精密称取胰岛素标准品适量，按标示效价，加入每100ml中含有苯酚0.2g并用盐酸调节pH为2.5的0.9%氯化钠溶液，使溶解成每1ml中含20U的溶液，分装于适宜的容器内，4~8℃贮存。

试验当日，精密量取标准品溶液适量，按高、低剂量组（d_{S_2}、d_{S_1}）加0.9%氯化钠溶液（pH2.5）配成两种浓度的稀释液，高、低剂量的比值（r）不得大于1：0.5。高浓度稀释液一般可配成每1ml中含0.06~0.12U，调节剂量使低剂量能引起血糖明显下降，高剂量不致引起血糖过度降低，高、低剂量间引起的血糖下降有明显差别。

2. **供试品溶液与稀释液的配制** 按供试品的标示量或估计效价（A_T），照标准品溶液与其稀释液的配制法配成高、低两种浓度的稀释液，其比值（r）应与标准品相等，供试品和标准品高、低剂量所致的反应平均值应相近。

3. **操作方法** 将小鼠按体重随机分成4组，每组不少于10只，逐只编号，各组小鼠分别自皮下注入一种浓度的标准品或供试品稀释液，每只鼠0.2~0.3ml，但各鼠的注射体积（ml）应相等。注射后40分钟，按给药顺序分别自眼静脉丛采血，测定血样的血糖值（血糖的测定方法——葡萄糖氧化酶－过氧化酶法）。第一次给药后间隔至少3小时，按双交叉设计，对每组的各鼠进行第二次给药，并测定给药后40分钟的血糖值。给药顺序见表5-1。照2015年版《中国药典》生物检定统计法中量反应平行线测定，双交叉设计法（表5-1）计算效价及实验误差。

表5-1 双交叉设计法

	第一组	第二组	第三组	第四组
第一次试验	d_{S_1}	d_{S_2}	d_{T_1}	d_{T_2}
第二次试验	d_{T_2}	d_{T_1}	d_{S_2}	d_{S_1}

4. **结果判断** 本法的可信限率（$FL\%$）不得大于25%。$FL\% > 25\%$者应重复试验。

【实训报告】

胰岛素效价测定

检品名称：　　　　　　　　　　　生产厂家：

检品规格：　　　　　　　　　　　生产批号：

检品数量：　　　　　　　　　　　检验日期：

检验依据：2015 年版《中国药典》

检测环境：　　温度：　　湿度：

检验方法	小鼠血糖法

检验结果：

标准品：胰岛素国家标准品（mU/ml）标示效价

d_{S_1}

d_{S_2}

供试品：胰岛素注射液标示效价

d_{T_1}

d_{T_2}

	第一组			第二组			第三组			第四组			
	第1次	第2次	两次	第1次	第2次	两次	第1次	第2次	两次	第1次	第2次	两次	
	d_{S_1}	d_{T_2}	反应和	d_{S_2}	d_{T_1}	反应和	d_{T_1}	d_{S_2}	反应和	d_{T_2}	d_{S_2}	反应和	
y	$y_{S_1}(1)$	$y_{T_2}(2)$	$y(1)$ $+$ $y(2)$	$y_{S_2}(1)$	$y_{T_1}(2)$	$y(1)$ $+$ $y(2)$	$y_{T_1}(1)$	$y_{S_2}(2)$	$y(1)$ $+$ $y(2)$	$y_{T_2}(1)$	$y_{S_1}(2)$	$y(1)$ $+$ $y(2)$	总和
	…	…	…	…	…	…	…	…	…	…	…	…	
$\sum$	$S_1(1)$									$S_1(2)$			S_1
				$S_2(1)$			$S_2(2)$						S_2
					$T_1(2)$		$T_1(1)$						T_1
		$T_2(2)$								$T_2(1)$			T_2
												$\sum y$	

$FL\% =$

检验结论：

检验人：　　　　　复核人：

【实训提示】

1. 小鼠正常血糖值为 120～160mg/100ml。实验采用的低剂量应能够使小鼠血糖明显下降（降低20%～30%），高剂量应不致引起血糖过度降低（低于50mg/100ml），以保证给药剂量在比较灵敏的范围内，提高试验的成功率。

2. 实验动物与试验成功率有密切关系，实验动物的出生日期、性别、饲养条件的不同均能引起误差，因此一次实验要求用同一来源、同一性别、出生日期相近的小鼠。

3. 交叉试验应间隔一段时间进行，以减少交互影响，提高试验成功率。交叉实验间隔周期至少3小时以上。

4. 胰岛素的降糖作用与温度关系密切，因此，在试验中温度应保持恒定，给药剂量也要根据季节、室温的变化进行适当调整。

5. 本法所用动物较小，且需要进行交叉试验，因此，采用微量精确的酶法测定血糖，试验中全部操作均要注意精确，尽量减少人为误差。

6. 自眼静脉丛取血后的小鼠应迅速用脱脂棉轻压伤口止血。

7. 每只试验小鼠自给药开始换盒、禁食、供水，每组动物采血后恢复给饲料和饮水。

【实训思考】

1. 小鼠血糖法测定胰岛素效价时，应注意哪些细节以保证试验的准确性？
2. 小鼠血糖法在挑选实验动物时应注意什么？
3. 试验结果如何处理？怎样计算 *FL%*？

【实训体会】

1. 实训收获

2. 不足之处

3. 建议及其他

【实训测试】

实训技能考核表

项目名称：　　　　　　　　　　　　　　　　　　　　测试日期：

考核项目		分值	考核得分
实训前准备	1. 实训预习	1分	
	2. 实训器具准备	1分	
	3. 实验动物的选择	1分	
实训过程	4. 实验动物挑选	1分	
	5. 供试品和标准品溶液的配制与稀释	1分	
	6. 胰岛素效价测定操作	2分	
	7. 观察现象并记录	1分	
实训后整理	8. 实验动物的处理和实验室整理	1分	
	9. 实训报告、结论与体会	1分	
总分		10分	

实训项目二　细胞色素 C 活力的测定

【实训目的】

掌握细胞色素 C 活力测定的方法。

【实训原理】

细胞色素 C 活力测定法系采用酶可还原率法，其原理是以琥珀酸为底物，在去细胞色素 C 心悬浮液中的琥珀酸脱氢酶和细胞色素氧化酶存在时，氧化型的细胞色素 C 先接受琥珀脱下氢的电子，变成还原型的细胞色素 C，加入氰化钾溶液终止酶促反应，在 550nm 波长处测定吸光度为酶还原吸光度；加入连二亚硫酸钠使不能被酶系统还原的细胞色素 C 进一步还原，在 550nm 波长处测定吸光度为化学还原吸光度，两个吸光度之比为酶可还原率（活力）。

【材料与仪器】

1. **仪器与用具**　紫外 - 可见分光光度计（波长精度 0.5nm），搅肉机、搅碎机、剪刀、离心机、玻璃匀浆器、纱布兜、量瓶、移液管、具塞刻度试管。

2. **试剂与试液**

（1）磷酸盐缓冲液（0.2mol/L）：取磷酸氢二钠 71.64g，加水使溶解成 1000ml，作为甲液。另取磷酸二氯钠 27.60g，加水使溶解成 1000ml，作为乙液。取甲液 81ml，取乙液 19ml，混匀，调节 pH 至 7.3。

（2）磷酸盐缓冲液（0.1mol/L）：取磷酸盐缓冲液（0.2mol/L）500ml，加水稀释至 1000ml，调节 pH 至 7.3。

（3）磷酸盐缓冲液（0.02mol/L）：取磷酸盐缓冲液（0.2mol/L）100ml，加水稀释至 1000ml，调节 pH 至 7.3。

（4）琥珀酸盐溶液：取琥珀酸与氢氧化钾各 4.72g，加水使溶解成 100ml，调节 pH 至 7.3。

（5）氰化钾溶液：取氰化钾 0.65g，加水使溶解成 100ml，用稀硫酸调节 pH 至 7.3。

（6）去细胞色素 C 的心悬浮液：取新鲜猪（牛）心 2 只，除去脂肪与结缔组织，切成条，用绞肉机绞碎，置纱布兜中，用水冲洗约 2 小时（经常搅动，挤出血红蛋白），挤干，用水洗数次，挤干，置磷酸盐缓冲液（0.1mol/L）中浸泡 1 小时，挤干，重复浸泡 1 次，用水洗数次，挤干，置组织捣碎机内，加磷酸盐缓冲液（0.02mol/L）适量恰使猪（牛）心浸没，捣成匀浆，离心 10 分钟（普通离心机），取上层混悬液，加冰块少量，迅速用稀醋酸调节 pH 至 5.5，立即离心 15 分钟，取沉淀，加与沉淀等体积的磷酸盐缓冲液（0.1mol/L），用玻璃匀浆器磨匀后，贮存于冰箱中。临用时取

1.0ml，加磷酸盐缓冲液（0.1mol/L）稀释至10ml。

（7）连二亚硫酸钠（分析纯以上）

【方法与步骤】

1. 供试品溶液的制备，即取供试品，加水制成每1ml中含细胞色素C约3mg的溶液。

2. 取磷酸盐缓冲液（0.2mol/L）5ml、琥珀酸盐溶液1.0ml与供试品溶液0.5ml（如系还原型制剂，应加入0.01mol/L铁氰化钾溶液0.05ml），置25ml具塞比色管中，加去细胞色素C的心悬浮液0.5ml与氰化钾溶液1.0ml，加水稀释至10ml，摇匀，以同样的试剂作空白，照紫外－可见分光光度法，在550nm的波长附近，间隔0.5nm找出最大吸收波长，并测定吸光度，直至吸光度不再增大为止，作为酶还原吸光度；然后各加连二亚硫酸钠约5mg，摇匀，放置约10分钟，在上述同一波长处测定吸光度，直至吸光度不再增大为止，作为化学还原吸光度；按下式计算：

$$细胞色素C活力 = 酶还原吸光度/化学还原吸光度 \times 100\%$$

【实训报告】

细胞色素C活力测定

检品名称：　　　　　　　　　　生产厂家：

检品规格：　　　　　　　　　　生产批号：

检品数量：　　　　　　　　　　检验日期：

检验依据：2015年版《中国药典》

检测环境：　　温度：　　　湿度：

检验结果	酶还原吸光度	
	化学还原吸光度	
	计算	
检验结论		
检验人		复核人	

【实训提示】

1. 制备去细胞色素C心悬浮液的整个操作过程中，宜在25℃以上的环境中进行；用玻璃匀浆器匀浆时，应用在冰水中浸透的多层纱布包着的匀浆器进行；匀浆后的去细胞色素C的心悬浮液应在2天内用完。心悬浮液应避免冰冻，若出现分层，不可使用。

2. 还原型细胞色素C在550nm波长处的吸收峰异常尖锐，测定时在550nm波长附近处必须测定最大吸光度波长后再测定吸光度，否则会造成较大的误差。

3. 必须用分析纯级的连二亚硫酸钠试剂，应具有较强的还原性，若还原性降低，会使化学还原反应不全，使测得的酶活力偏高。化学还原吸光度的测定波长应与酶还原吸光度测定的波长完全一致。

4. 氰化钾溶液系剧毒药品，使用时应注意安全，剩余的溶液应加硫酸亚铁，使成络合物，再进行处理。

5. 供试品溶液测定 2~3 次，以平均值计算结果。

【实训思考】

1. 连二亚硫酸钠应该用什么纯以上的试剂？
2. 供试品测定为什么要测 2~3 次以上？
3. 实验结束后，剩余的氰化钾溶液如何处理？

【实训体会】

1. 实训收获

2. 不足之处

3. 建议及其他

【实训测试】

实训技能考核表

项目名称：   测试日期：

考核项目		分值	考核得分
实训前准备	1. 实训预习	1 分	
	2. 实训器具准备	1 分	
	3. 试液、培养基的配制	1 分	
实训过程	4. 供试液的配制	1 分	
	5. 微生物检查操作方法	2 分	
	6. 结果判断	1 分	
实训后整理	7. 仪器清洗并归位	1 分	
	8. 实训报告、结论	1 分	
	9. 实训总结与体会	1 分	
总分		10 分	

附　　录

一、药品生物检定技术实验常用检验设备及器材

（一）常用设备

（1）生化培养箱

（2）真菌培养箱

（3）恒温水浴箱

（4）超净工作台

（5）生物显微镜

（6）电冰箱

（7）电热干燥箱

（8）恒温培养箱

（9）高压蒸汽灭菌柜

（10）离心机

（11）紫外分光光度计

（12）pH 计

（13）天平（分析天平、普通天平）

（14）匀浆仪或研钵

（15）薄膜过滤装置

（16）压力传感仪、记纹鼓、自动记录仪

（17）抑菌圈面积（直径）测量仪

（18）漩涡混合器

（19）细菌内毒素测定仪

（20）保温手术台

（二）常用器材

（1）水银测压计

（2）计时器

（3）温度计和体温计

（4）凝集盘

（5）手术用具（包括手术刀、剪刀、剪毛剪、止血钳、镊子、眼科直镊、动静脉插管、动静脉夹等）

（6）玻璃器材（包括锥形瓶、直形吸管、移液管、试管、具塞试管、量筒、烧杯、称量瓶、漏斗、载玻片及盖玻片等）

（7）酒精灯与喷灯

（8）培养皿、陶瓦盖

（9）滤器及微孔滤膜

（10）注射器与注射针头

（11）接种针及接种环

（12）牛津杯（不锈钢圈）

（13）脱脂棉、纱布、线绳、乳胶管、缝合针及线

（14）测量尺（游标卡尺）

二、培养基及其制备方法

（一）无菌检查法使用的培养基

无菌检查法使用的培养基可按以下处方制备，亦可使用按该处方生产的符合规定的脱水培养基。配制后应采用合格的灭菌方法灭菌。《中国药典》2015年版中各培养基的配方及制备方法如下：

1. 硫乙醇酸盐流体培养基

酪胨（胰酶水解）	15.0g	酵母浸出粉	5.0g
葡萄糖	5.0g	氯化钠	2.5g
L–胱氨酸	0.5g	新配制的0.1%刃天青溶液	1.0ml
硫乙醇酸钠	0.5g	（或硫乙醇酸0.3ml）	
琼脂	0.75g	水	1000ml

除葡萄糖和刃天青溶液外，取上述成分混合，微温溶解，调节pH为弱碱性，煮沸，滤清，加入葡萄糖和刃天青溶液，摇匀，调节pH使灭菌后为7.1±0.2。分装至适宜的容器中，其装量与容器高度的比例应符合培养结束后培养基氧化层（粉红色）不超过培养基深度的1/2，灭菌。在供试品接种前，培养基氧化层的高度不得超过培养基深度的1/5，否则，须经100℃水浴加热至粉红色消失（不超过20分钟），迅速冷却，只限加热1次，并防止被污染。硫乙醇酸盐流体培养基置30～35℃培养。

2. 胰酪大豆胨液体培养基

胰酪胨	17.0g	氯化钠	5.0g
大豆木瓜蛋白酶水解物	3.0g	磷酸氢二钾	2.5g
葡萄糖/无水葡萄糖	2.5g	水	1000ml

除葡萄糖外，取上述成分混合，微温溶解，滤过，调节pH，使灭菌后在25℃ pH为7.3±0.2，加入葡萄糖溶解后，分装，灭菌。

3. 中和或灭活用培养基 按上述硫乙醇酸盐流体培养基或胰酪大豆胨液体培养基的处方及制法，在培养基灭菌或使用前加入适宜的中和剂、灭活剂或表面活性剂，其

用量同方法适用性试验。

4. 0.5%葡萄糖肉汤培养基（用于硫酸链霉素等抗生素的无菌检查）

胨	10.0g	牛肉浸出粉	3.0g
氯化钠	5.0g	水	1000ml
葡萄糖	5.0g		

除葡萄糖外取上述成分混合，微温溶解，调节 pH 为弱碱性，煮沸，加入葡萄糖溶解后，摇匀，滤清，调节 pH 使灭菌后为 7.2±0.2，分装，灭菌。

5. 胰酪大豆胨琼脂培养基

胰酪胨	15.0g	氯化钠	5.0g
大豆木瓜蛋白酶水解物	5.0g	琼脂	15.0g
水	1000ml		

除琼脂外，取上述成分，混合，微温溶解，调节 pH，使灭菌后在 25℃ 的 pH 为 7.3±0.2，加入琼脂，加热溶化后，摇匀，分装，灭菌。

6. 沙氏葡萄糖液体培养基

动物组织胃蛋白酶水解物和胰酪胨等量混合	10.0g	水	1000ml
葡萄糖	20.0g		

取上述成分混合，微温溶解，调节 pH 为弱碱性，煮沸，滤清，调节 pH 使灭菌后为 7.2±0.2，分装，灭菌。

7. 沙氏葡萄糖琼脂培养基

动物组织胃蛋白酶水解物和胰酪胨等量混合	10.0g	琼脂	15.0g
葡萄糖	40.0g	水	1000ml

除葡萄糖、琼脂外，取上述成分混合，微温溶解，调节 pH 使灭菌后为 5.6±0.2，加入琼脂，加热溶化后，再加葡萄糖，摇匀，分装，灭菌。

（二）微生物限度检查用培养基

1. 胰酪大豆胨液体培养基（TSB）、胰酪大豆胨琼脂培养基（TSA）、沙氏葡萄糖液体培养基（SDB） 照无菌检查法中培养基的制备方法制备。

2. 沙氏葡萄糖琼脂培养基（SDA） 照无菌检查法中培养基的制备方法制备。如使用含抗生素的SDA，应确认培养基中所加的抗生素量不影响供试品中真菌和酵母菌的生长。

3. 马铃薯葡萄糖琼脂培养基（PDA）

马铃薯（去皮）	200g	琼脂	14.0g
葡萄糖	20.0g	水	1000ml

取马铃薯，切成小块，加水 1000ml，煮沸 20～30 分钟，用 6～8 层纱布过滤，取滤液补水至 1000ml，调节 pH 使灭菌后在 25℃的 pH 为 5.6±0.2，加入琼脂，加热溶化后，再加入葡萄糖，摇匀，分装，灭菌。

4. 玫瑰红钠琼脂培养基

胨	5.0g	玫瑰红钠	0.0133g
葡萄糖	10.0g	琼脂	14.0g
磷酸二氢钾	1.0g	水	1000ml
硫酸镁	0.5g		

除葡萄糖、玫瑰红钠外，取上述成分，混合，微温溶解，滤过，加入葡萄糖、玫瑰红钠，摇匀，分装，灭菌。

5. 硫乙醇酸盐流体培养基　照无菌检查法中培养基的制备方法制备。

6. 肠道菌增菌液体培养基

明胶胰酶水解物	10.0g	二水合磷酸氢二钠	8.0g
牛胆盐	20.0g	亮绿	15mg
葡萄糖	5.0g	水	1000ml
磷酸二氢钾	2.0g		

除葡萄糖、亮绿外，取上述成分，混合，微温溶解，调节 pH 使加热在 25℃的 pH 为 7.2±0.2，加入葡萄糖和亮绿加热至 100℃ 30 分钟，立即冷却。

7. 紫红胆盐葡萄糖琼脂培养基

酵母浸出粉	3.0g	中性红	30mg
明胶胰酶水解物	7.0g	结晶紫	2mg
脱氧胆酸钠	1.5g	琼脂	15.0g
葡萄糖	10.0g	水	1000ml
氯化钠	5.0g		

除葡萄糖、中性红、结晶紫、琼脂外，取上述成分，混合，微温溶解，调节 pH 使加热在 25℃的 pH 为 7.4±0.2，加入葡萄糖、中性红、结晶紫、琼脂，加热煮沸。

8. 麦康凯液体培养基

明胶胰酶水解物	20.0g	溴甲酚紫	10mg
乳糖	10.0g	水	1000ml
牛胆盐	5.0g		

除乳糖、溴甲酚紫外，取上述成分，混合，微温溶解，调节 pH 使灭菌后在 25℃ 为 7.3 ±0.2，加入乳糖、溴甲酚紫，分装，灭菌。

9. 麦康凯琼脂培养基

明胶胰酶水解物	20.0g	中性红	30mg
乳糖	10.0g	琼脂	13.5g
脱氧胆酸钠	1.5g	胨	3.0g
氯化钠	5.0g	水	1000ml
结晶紫	1mg		

除乳糖、中性红、结晶紫及琼脂外，取上述成分，混合，微温溶解，调节 pH 使灭菌后在 25℃ 为 7.1 ±0.2，加入乳糖、中性红、结晶紫及琼脂，加热煮沸 1 分钟，并不断振摇，分装，灭菌。

10. RV 沙门菌增菌液体培养基

大豆胨	4.5g	六水合氯化镁	29.0g
氯化钠	8.0g	孔雀绿	36mg
磷酸氢二钾	0.4g	水	1000ml
磷酸二氢钾	0.6g		

除孔雀绿外，取上述成分，混合，微温溶解，调节 pH 使灭菌后为 5.2 ±0.2，加入孔雀绿，分装，灭菌，灭菌温度不能超过 115℃。

11. 木糖赖氨酸脱氧胆酸盐琼脂培养基

酵母浸出粉	3.0g	氯化钠	5.0g
L–赖氨酸	5.0g	硫代硫酸钠	6.8g
木糖	3.5g	枸橼酸铁铵	0.8g
乳糖	7.5g	酚红	80mg
蔗糖	7.5g	琼脂	13.5g
脱氧胆酸钠	2.5g	水	1000ml

除三种糖、酚红、琼脂外，取上述成分，混合，微温溶解，调节 pH 使加热后在 25℃ pH 为 7.4 ±0.2，加入三种糖、酚红、琼脂，加热至沸腾，冷却至 50℃ 倾注平皿（不能在高压灭菌器中加热）。

12. 三糖铁琼脂培养基（TSI）

胨	20.0g	硫酸亚铁	0.2g
牛肉浸出粉	5.0g	硫代硫酸钠	0.2g
乳糖	10.0g	0.2%酚磺酞指示液	12.5ml
蔗糖	10.0g	琼脂	12.0g
葡萄糖	1.0g	水	1000ml
氯化钠	5.0g		

除三种糖、0.2%酚磺酞指示液、琼脂外，取上述成分，混合，微温溶解，调节 pH 使灭菌后在25℃为7.3±0.1，加入琼脂，加热熔化后，再加入其余各成分，摇匀，分装，灭菌，制成高底层（2~3cm）短斜面。

13. 溴化十六烷基三甲胺琼脂培养基

明胶胰酶水解物	20.0g	溴化十六烷基三甲胺	0.3g
氯化镁	1.4g	琼脂	13.6g
硫酸钾	10.0g	水	1000ml
甘油	10ml		

除琼脂外，取上述成分，混合，微温溶解，调节 pH 使灭菌后在25℃为7.4±0.2，加入琼脂，加热煮沸1分钟后，分装，灭菌。

14. 甘露醇氯化钠琼脂培养基

胰酪胨	5.0g	动物组织胃蛋白酶水解物	2.5ml
牛肉浸出粉	1.0g	酚红	25mg
D-甘露醇	10.0g	琼脂	15.0g
氯化钠	75.0g	水	1000ml

除甘露醇、酚红及琼脂外，取上述成分，混合，微温溶解，调节 pH 使灭菌后在25℃的 pH 为7.4±0.2，加热并振摇，加入甘露醇、酚红、琼脂，煮沸1分钟，分装，灭菌。

15. 梭菌增菌培养基

牛肉浸出粉	10.0g	盐酸半胱氨酸	0.5g
胨	10.0g	氯化钠	5.0g
酵母浸出粉	3.0g	醋酸钠	3.0g
可溶性淀粉	1.0g	琼脂	0.5g
葡萄糖	5.0g	水	1000ml

除葡萄糖外，取上述成分，混合，加热煮沸使溶解，并不断搅拌，如需要，调节 pH，使灭菌后在 25℃ pH 为 6.8±0.2，加入葡萄糖，摇匀，分装，灭菌。

16. 哥伦比亚琼脂培养基

胰酪胨	10.0g	肉胃酶消化物	5.0g
心胰酶消化物	3.0g	酵母浸出粉	5.0g
玉米淀粉	1.0g	氯化钠	5.0g
琼脂	10~15.0g（依凝固力）	水	1000ml

除琼脂外，取上述成分，混合，加热煮沸使溶解，并不断搅拌，如需要，调节 pH 使灭菌后在 25℃ 为 7.3±0.2，加入琼脂，加热熔化，分装，灭菌，如有必要，灭菌后冷至 45~50℃，加入相当于 20mg 庆大霉素的无菌硫酸庆大霉素，混匀，倾注平皿。

17. 念珠菌显色培养基

胨	10.2g	琼脂	15g
氢罂素	0.5g	水	1000ml
色素	22.0g		

除琼脂外，取上述成分，混合，微温溶解，调节 pH 使加热后在 25℃ 为 6.3±0.2，加入琼脂，加热煮沸，不断搅拌至琼脂完全溶解，倾注平皿。

（三）抗生素效价测定用培养基

1. 培养基Ⅰ

胨	5g	琼脂	15~20g
牛肉浸出粉	3g	水	1000ml
磷酸氢二钾	3g		

除琼脂外，混合上述成分，调节 pH 使其比最终的 pH 略高 0.2~0.4，加入琼脂，加热溶化后滤过，调节 pH 使灭菌后为 7.8~8.0 或 6.5~6.6，在 115℃，灭菌 30 分钟。

2. 培养基Ⅱ

胨	6g	琼脂	15~20g
牛肉浸出粉	1.5g	葡萄糖	1g
酵母浸出粉	6g	水	1000ml

除琼脂和葡萄糖外，混合上述成分，调节 pH 使其比最终的 pH 略高 0.2~0.4，加入琼脂，加热溶化后滤过，加葡萄糖溶解后，摇匀，调节 pH 使灭菌后为 7.8~8.0 或 6.5~6.6，在 115℃，灭菌 30 分钟。

3. 培养基Ⅲ

胨	5g	磷酸氢二钾	3.68g
牛肉浸出粉	1.5g	磷酸二氢钾	1.32g
酵母浸出粉	3g	葡萄糖	1g
氯化钠	3.5g	水	1000ml

除葡萄糖外，混合上述成分，加热溶化后滤过，加葡萄糖溶解后，摇匀，调节 pH 使其灭菌后为 7.0~7.2，在 115℃，灭菌 30 分钟。

4. 培养基Ⅳ

胨	10g	葡萄糖	10g
氯化钠	10g	琼脂	20~30g
枸橼酸钠	10g	水	1000ml

除琼脂和葡萄糖外，混合上述成分，调节 pH 使其比最终的 pH 略高 0.2~0.4，加入琼脂，在 109℃加热 15 分钟，于 70℃以上保温静置 1 小时后滤过，加葡萄糖溶解后，摇匀，调节 pH 使其灭菌后为 6.0~6.2，在 115℃灭菌 30 分钟。

5. 培养基Ⅴ

胨	10g	琼脂	20~30g
麦芽糖	40g	水	1000ml

除琼脂和麦芽糖外，混合上述成分，调节 pH 使其比最终的 pH 略高 0.2~0.4，加入琼脂，加热溶化后滤过，加麦芽糖溶解后，摇匀，调节 pH 使灭菌后为 6.0~6.2，在 115℃，灭菌 30 分钟。

6. 培养基Ⅵ

胨	8g	酵母浸出粉	5g
牛肉浸出粉	3g	磷酸二氢钾	1g
氯化钠	45g	琼脂	15~20g
磷酸氢二钾	3.3g	水	1000ml
葡萄糖	2.5g		

除琼脂和葡萄糖外，混合上述成分，调节 pH 使其比最终的 pH 略高 0.2~0.4，加入琼脂，加热溶化后滤过，加葡萄糖溶解后，摇匀，调节 pH 使灭菌后为 7.2~7.4，在 115℃，灭菌 30 分钟。

7. 培养基Ⅶ

胨	5g	枸橼酸钠	10g
牛肉浸出粉	3g	琼脂	15～20g
磷酸氢二钾	7g	水	1000ml
磷酸二氢钾	3g		

除琼脂外，混合上述成分，调节 pH 使其比最终的 pH 略高 0.2～0.4，加入琼脂，加热溶化后滤过，调节 pH 使其灭菌后为 6.5～6.6，在 115℃灭菌 30 分钟。

8. 培养基Ⅷ

酵母浸出粉	1g	琼脂	15～20g
硫酸铵	1g	磷酸盐缓冲液（pH6.0）	1000ml
葡萄糖	5g		

混合上述成分，加热溶化后滤过，调节 pH 使其灭菌后为 6.5～6.6，在 115℃灭菌 30 分钟。

9. 培养基Ⅸ

蛋白胨	7.5g	氯化钠	5.0g
酵母膏	2.0g	葡萄糖	10.0g
牛肉浸出粉	1.0g	水	1000ml

除葡萄糖外，混合上述成分，加热溶化后滤过，加葡萄糖溶解后，摇匀，调节 pH 使灭菌后为 6.5，在 115℃灭菌 30 分钟。

10. 营养肉汤培养基

胨	10g	肉浸液	1000ml
氯化钠	5g		

取胨和氯化钠加入肉浸液，微温溶解后，调节 pH 为弱碱性，煮沸，滤清，调节 pH 使灭菌后为 7.2±0.2，在 115℃，灭菌 30 分钟。

11. 营养琼脂培养基

胨	10g	肉浸液	1000ml
氯化钠	5g	琼脂	15～20g

除琼脂外，混合上述成分，调节 pH 使比最终的 pH 略高 0.2～0.4，加入琼脂，加热溶化后滤过，调节 pH 使其灭菌后为 7.0～7.2，分装，在 115℃灭菌 30 分钟，趁热斜放使凝固成斜面。

12. 改良马丁培养基

胨	5g	酵母浸出粉	2.0g
硫酸镁	0.5g	琼脂	15～20g
磷酸氢二钾	1.0g	水	1000ml
葡萄糖	20.0g		

除葡萄糖外，混合上述成分，微温溶解，调节 pH 约为 6.8，煮沸，加入葡萄糖溶解后，摇匀，滤清，调节 pH 使其灭菌后为 6.4 ± 0.2，分装，在 115℃ 灭菌 30 分钟，趁热斜放使凝固成斜面。

13. 多黏菌素 B 用培养基

蛋白胨	6.0g	酵母浸膏	3.0g
牛肉浸膏	1.5g	琼脂	15～20g
胰消化酪素	1.5g	水	1000ml
葡萄糖	1.0g		

除琼脂外，混合上述成分，调节 pH 使其比最终的 pH 略高 0.2～0.4，加入琼脂，加热溶化后滤过，调节 pH 使其灭菌后为 6.5～6.7，在 115℃ 灭菌 30 分钟。

培养基可以采用相同成分的干燥培养基代替，临用时照使用说明配制和灭菌，备用。

三、稀释液、缓冲液

1. pH 6.8 无菌磷酸盐缓冲液
（1）磷酸氢二钾液（0.2mol/L）：称取磷酸氢二钾 27.2g，加水使溶解成 1000ml。
（2）氢氧化钠液（0.2mol/L）：称取氢氧化钠 8.0g，加水使溶解成 1000ml。
取（1）250ml，加（2）100ml，加水稀释至 1000ml，过滤，分装，灭菌。

2. pH 7.6 无菌磷酸盐缓冲液
取 0.2mol/L 磷酸氢二钾液 50ml，加 0.2mol/L 氢氧化钠液 42.4ml，加水稀释至 200ml，过滤，分装，灭菌。

3. pH 7.0 无菌氯化钠 - 蛋白胨缓冲液
取磷酸二氢钾 3.56g、磷酸氢二钠 7.23g、氯化钠 4.30g、蛋白胨 1.0g，加水 1000ml，加热使溶解，分装，过滤，灭菌。

4. 0.9% 无菌氯化钠溶液
取氯化钠 9.0g，加水溶解使成 1000ml，过滤，分装，灭菌。

5. 0.1% 蛋白胨水溶液
取蛋白胨 1.0g，加水 1000ml，微温溶解，滤清，调节 pH 至 7.1 ± 0.2，分装，灭菌。

6. pH 7.2 磷酸盐缓冲液（0.1mol/L）
将磷酸氢二钠 25.6g、磷酸二氢钠 4.4g、蒸馏水 1000ml 混合，搅拌使溶解，调 pH 至 7.1～7.3，分装后，于 121℃ 高压灭菌 20 分钟。

7. pH 7.8 灭菌磷酸盐缓冲液
将磷酸氢二钾 5.59g、磷酸二氢钾 0.41g 加蒸馏水至 1000ml，溶解，过滤，灭菌 30 分钟。

四、药品检验报告书（示例）

中文名称	维生素 AD 滴剂	英文名称	vitamin A and D drops
生产单位	××××生物制药有限公司	批号	120719
报验单位	××××生物制药有限公司	效期	2019 年 7 月
包装	铝塑包装	规格	维生素 A：1500 单位 维生素 D_3：500 单位
检验目的	抽检	检验项目	全检
抽样数量	24 粒	报验数量	20 盒
收样日期	2016.08.22	报告日期	2016.09.30
检验依据	2015 年版《中国药典》		

检验项目	标准规定	检验结果
性状	黄色至橙红色澄清油状液体，无败油臭或苦味	符合规定
鉴别：（1） 　　　（2）	蓝色渐退 色谱峰一致	符合规定
检查：酸值	不大于2.8	2.2
装量或装量差异	±7.5% 以内	符合规定
微生物限度检查	每1ml 含细菌数、真菌数和酵母菌数均不得超过 100cfu；大肠埃希菌不得检出	符合规定
含量测定	维生素 A 应为标示量的 90%~120%；维生素 D 应为标示量的 85% 以上	符合规定

结论：本品按 2015 年版《中国药典》二部维生素 AD 滴剂质量标准检查，结果均符合规定

负责人：　　　　复核人：　　　　检验员：

五、病原微生物实验室生物安全通用准则（WS 233－2017）

（本标准 2017 年 7 月 24 日发布，2018 年 2 月 1 日实施。）

1　范围

本标准规定了病原微生物实验室生物安全防护的基本原则、分级和基本要求。本标准适用于开展微生物相关的研究、教学、检测、诊断等活动实验室。

2　术语与定义

下列术语和定义适用于本文件。

2.1　实验室生物安全 laboratory biosafety

实验室的生物安全条件和状态不低于容许水平，可避免实验室人员、来访人员、社区及环境受到不可接受的损害，符合相关法规、标准等对实验室生物安全责任的要求。

2.2 风险 risk

危险发生的概率及其后果严重性的综合。

2.3 风险评估 risk assessment

评估风险大小以及确定是否可接受的全过程。

2.4 风险控制 risk control

为降低风险而采取的综合措施。

2.5 个体防护装备 personal protective equipment；PPE

防止人员个体受到生物性、化学性或物理性等危险因子伤害的器材和用品。

2.6 生物安全柜 biosafety cabinet；BSC

具备气流控制及高效空气过滤装置的操作柜，可有效降低病原微生物或生物实验过程中产生的有害气溶胶对操作者和环境的危害。

2.7 气溶胶 aerosols

悬浮于气体介质中的粒径一般为 $0.001 \sim 100\,\mu m$ 的固态或液态微小粒子形成的相对稳定的分散体系。

2.8 生物安全实验室 biosafety laboratory

通过防护屏障和管理措施，达到生物安全要求的病原微生物实验室。

2.9 实验室防护区 laboratory containment area

实验室的物理分区，该区域内生物风险相对较大，需对实验室的平面设计、围护结构的密闭性、气流，以及人员进入、个体防护等进行控制的区域。

2.10 实验室辅助工作区 non – contamination zone

是指生物风险相对较小的区域，也指生物安全实验室中防护区以外的区域。

2.11 核心工作间 core area

是生物安全实验室中开展实验室活动的主要区域，通常是指生物安全柜或动物饲养和操作间所在的房间。

2.12 加强型生物安全二级实验室 enhanced biosafety level 2 laboratory

在普通型生物安全二级实验室的基础上，通过机械通风系统等措施加强实验室生物安全防护要求的实验室。

2.13 事故 accident

造成人员及动物感染、伤害、死亡，或设施设备损坏，以及其他损失的意外情况。

2.14 事件 incident

导致或可能导致事故的情况。

2.15 高效空气过滤器（HEPA 过滤器） high efficiency particulate air filter

通常以 $0.3\,\mu m$ 微粒为测试物，在规定的条件下滤除效率高于 99.97% 的空气过滤器。

2.16 气锁 air lock

具备机械送排风系统、整体消毒灭菌条件、化学喷淋（适用时）和压力可监控的气密室，其门具有互锁功能，不能同时处于开启状态。

3　病原微生物危害程度分类

根据病原微生物的传染性、感染后对个体或者群体的危害程度，将病原微生物分为四类：

a）第一类病原微生物，是指能够引起人类或者动物非常严重疾病的微生物，以及我国尚未发现或者已经宣布消灭的微生物；

b）第二类病原微生物，是指能够引起人类或者动物严重疾病，比较容易直接或者间接在人与人、动物与人、动物与动物间传播的微生物；

c）第三类病原微生物，是指能够引起人类或者动物疾病，但一般情况下对人、动物或者环境不构成严重危害，传播风险有限，实验室感染后很少引起严重疾病，并且具备有效治疗和预防措施的微生物；

d）第四类病原微生物，是指在通常情况下不会引起人类或者动物疾病的微生物。

注：第一类、第二类病原微生物统称为高致病性病原微生物。

4　实验室生物安全防护水平分级与分类

4.1　分级

4.1.1　根据实验室对病原微生物的生物安全防护水平，并依照实验室生物安全国家标准的规定，将实验室分为一级（Biosafety Level 1，BSL－1）、二级（BSL－2）、三级（BSL－3）、四级（BSL－4）。

4.1.2　生物安全防护水平为一级的实验室适用于操作在通常情况下不会引起人类或者动物疾病的微生物。

4.1.3　生物安全防护水平为二级的实验室适用于操作能够引起人类或者动物疾病，但一般情况下对人、动物或者环境不构成严重危害，传播风险有限，实验室感染后很少引起严重疾病，并且具备有效治疗和预防措施的微生物。按照实验室是否具备机械通风系统，将 BSL－2 实验室分为普通型 BSL－2 实验室、加强型 BSL－2 实验室。

4.1.4　生物安全防护水平为三级的实验室适用于操作能够引起人类或者动物严重疾病，比较容易直接或者间接在人与人、动物与人、动物与动物间传播的微生物。

4.1.5　生物安全防护水平为四级的实验室适用于操作能够引起人类或者动物非常严重疾病的微生物，我国尚未发现或者已经宣布消灭的微生物。

4.2　分类

4.2.1　以 BSL－1、BSL－2、BSL－3、BSL－4 表示仅从事体外操作的实验室的相应生物安全防护水平。

4.2.2　以 ABSL－1（Animal Biosafety Level 1，ABSL－1）、ABSL－2、ABSL－3、ABSL－4 表示包括从事动物活体操作的实验室的相应生物安全防护水平。

4.2.3　动物生物安全实验室分为从事脊椎动物和无脊椎动物实验活动的实验室。

4.2.4　根据实验活动、采用的个体防护装备和基础隔离设施的不同，实验室分为：

a）操作通常认为非经空气传播致病性生物因子的实验室；

b）可有效利用安全隔离装置（如：Ⅱ级生物安全柜）操作常规量经空气传播致病

性生物因子的实验室；

　　c）不能有效利用安全隔离装置操作常规量经空气传播致病性生物因子的实验室；

　　d）利用具有生命支持系统的正压服操作常规量经空气传播致病性生物因子的实验室；

　　e）利用具有Ⅲ级生物安全柜操作常规量经空气传播致病性生物因子的实验室。

5 风险评估与风险控制

5.1 总则

实验室应建立并维持风险评估和风险控制制度，应明确实验室持续进行风险识别、风险评估和风险控制的具体要求。

5.2 风险识别

当实验活动涉及致病性生物因子时，应识别但不限于5.2.a）至5.2.j）所述的风险因素：

　　a）实验活动涉及致病性生物因子的已知或未知的特性，如：①危害程度分类；②生物学特性；③传播途径和传播力；④感染性和致病性：易感性、宿主范围、致病所需的量、潜伏期、临床症状、病程、预后等；⑤与其他生物和环境的相互作用、相关实验数据、流行病学资料；⑥在环境中的稳定性；⑦预防、治疗和诊断措施，包括疫苗、治疗药物与感染检测用诊断试剂。

　　b）涉及致病性生物因子的实验活动，如：①菌（毒）种及感染性物质的领取、转运、保存、销毁等；②分离、培养、鉴定、制备等操作；③易产生气溶胶的操作，如离心、研磨、振荡、匀浆、超声、接种、冷冻干燥等；④锐器的使用，如注射针头、解剖器材、玻璃器皿等。

　　c）实验活动涉及遗传修饰生物体（GMOs）时，应考虑重组体引起的危害。

　　d）涉及致病性生物因子的动物饲养与实验活动：①抓伤、咬伤；②动物毛屑、呼吸产生的气溶胶；③解剖、采样、检测等；④排泄物、分泌物、组织/器官/尸体、垫料、废物处理等；⑤动物笼具、器械、控制系统等可能出现故障。

　　e）感染性废物处置过程中的风险：①废物容器、包装、标识；②收集、消毒、储存、运输等；③感染性废物的泄露；④灭菌的可靠性；⑤设施外人群可能接触到感染性废物的风险。

　　f）实验活动安全管理的风险，包括但不限：①消除、减少或控制风险的管理措施和技术措施，及采取措施后残余风险或带来的新风险；②运行经验和风险控制措施，包括与设施、设备有关的管理程序、操作规程、维护保养规程等的潜在风险；③实施应急措施时可能引起的新的风险。

　　g）涉及致病性生物因子实验活动的相关人员：①专业及生物安全知识、操作技能；②对风险的认知；③心理素质；④专业及生物安全培训状况；⑤意外事件/事故的处置能力；⑥健康状况；⑦健康监测、医疗保障及医疗救治；⑧对外来实验人员安全管理及提供的保护措施。

　　h）实验室设施、设备：①生物安全柜、离心机、摇床、培养箱等；②废物、废水处理设施、设备；③个体防护装备；适用时，包括：①防护区的密闭性、压力、温度与气流控制；②互锁、密闭门以及门禁系统；③与防护区相关联的通风空调系统及水、电、气系统等；④安全监控和报警系统；⑤动物饲养、操作的设施设备；⑥菌（毒）种及样本保藏的设施设备；⑦防辐射装置；⑧生命支持系统、正压防护服、化学淋浴装置等。

i）实验室生物安保制度和安保措施，重点识别所保藏的或使用的致病性生物因子被盗、滥用和恶意释放的风险。

j）已发生的实验室感染事件的原因分析。

5.3　风险评估

5.3.1　风险评估应以国家法律、法规、标准、规范，以及权威机构发布的指南、数据等为依据。对已识别的风险进行分析，形成风险评估报告。

5.3.2　风险评估应由具有经验的不同领域的专业人员（不限于本机构内部的人员）进行。

5.3.3　实验室应在5.2的基础上，并结合但不限于以下情况进行风险评估：

a）病原体生物学特性或防控策略发生变化时；

b）开展新的实验活动或变更实验活动（包括设施、设备、人员、活动范围、规程等）；

c）操作超常规量或从事特殊活动；

d）本实验室或同类实验室发生感染事件、感染事故；

e）相关政策、法规、标准等发生改变。

5.4　风险评估报告

5.4.1　风险评估报告的内容至少应包括：实验活动（项目计划）简介、评估目的、评估依据、评估方法/程序、评估内容、评估结论。

5.4.2　风险评估报告应注明评估时间及编审人员。

5.4.3　风险评估报告应经实验室设立单位批准。

5.5　风险控制

5.5.1　依据风险评估结论采取相应的风险控制措施。

5.5.2　采取风险控制措施时宜首优先考虑控制风险源，再考虑采取其他措施降低风险。

6　实验室设施和设备要求

6.1　实验室设计原则和基本要求

6.1.1　实验室选址、设计和建造应符合国家和地方建设规划、生物安全、环境保护和建筑技术规范等规定和要求。

6.1.2　实验室的设计应保证对生物、化学、辐射和物理等危险源的防护水平控制在经过评估的可接受程度，防止危害环境。

6.1.3　实验室的建筑结构应符合国家有关建筑规定。

6.1.4　在充分考虑生物安全实验室地面、墙面、顶板、管道、橱柜等在消毒、清洁、防滑、防渗漏、防积尘等方面特殊要求的基础上，从节能、环保、安全和经济性等多方面综合考虑，选用适当的符合国家标准要求的建筑材料。

6.1.5 实验室的设计应充分考虑工作方便、流程合理、人员舒适等问题。

6.1.6 实验室内温度、湿度、照度、噪声和洁净度等室内环境参数应符合工作要求，以及人员舒适性、卫生学等要求。

6.1.7 实验室的设计在满足工作要求、安全要求的同时，应充分考虑节能和冗余。

6.1.8 实验室的走廊和通道应不妨碍人员和物品通过。

6.1.9 应设计紧急撤离路线，紧急出口处应有明显的标识。

6.1.10 房间的门根据需要安装门锁，门锁应便于内部快速打开。

6.1.11 实验室应根据房间或实验间在用、停用、消毒、维护等不同状态时的需要，采取适当的警示和 进入限制措施，如警示牌、警示灯、警示线、门禁等。

6.1.12 实验室的安全保卫应符合国家相关部门对该级别实验室的安全管理规定和要求。

6.1.13 应根据生物材料、样本、药品、化学品和机密资料等被误用、被盗和被不正当使用的风险评估，采取相应的物理防范措施。

6.1.14 应有专门设计以确保存储、转运、收集、处理和处置危险物料的安全。

6.2 BSL-1实验室

6.2.1 应为实验室仪器设备的安装、清洁和维护、安全运行提供足够的空间。

6.2.2 实验室应有足够的空间和台柜等摆放实验室设备和物品。

6.2.3 在实验室的工作区外应当有存放外衣和私人物品的设施，应将个人服装与实验室工作服分开放置。

6.2.4 进食、饮水和休息的场所应设在实验室的工作区外。

6.2.5 实验室墙壁、顶板和地板应当光滑、易清洁、防渗漏并耐化学品和消毒剂的腐蚀。地面应防滑，不得在实验室内铺设地毯。

6.2.6 实验室台（桌）柜和座椅等应稳固和坚固，边角应圆滑。实验台面应防水，并能耐受中等程度的热、有机溶剂、酸碱、消毒剂及其他化学剂。

6.2.7 应根据工作性质和流程合理摆放实验室设备、台柜、物品等，避免相互干扰、交叉污染，并应不妨碍逃生和急救。台（桌）柜和设备之间应有足够的间距，以便于清洁。

6.2.8 实验室应设洗手池，水龙头开关宜为非手动式，宜设置在靠近出口处。

6.2.9 实验室的门应有可视窗并可锁闭，并达到适当的防火等级，门锁及门的开启方向应不妨碍室内人员逃生。

6.2.10 实验室可以利用自然通风，开启窗户应安装防蚊虫的纱窗。如果采用机械通风，应避免气流流向导致的污染和避免污染气流在实验室之间或与其他区域之间串通而造成交叉污染。

6.2.11 应保证实验室内有足够的照明，避免不必要的反光和闪光。

6.2.12　实验室涉及刺激性或腐蚀性物质的操作，应在30m内设洗眼装置，风险较大时应设紧急喷淋装置。

6.2.13　若涉及使用有毒、刺激性、挥发性物质，应配备适当的排风柜（罩）。

6.2.14　若涉及使用高毒性、放射性等物质，应配备相应的安全设施设备和个体防护装备，应符合国家、地方的相关规定和要求。

6.2.15　若使用高压气体和可燃气体，应有安全措施，应符合国家、地方的相关规定和要求。

6.2.16　应有可靠和足够的电力供应，确保用电安全。

6.2.17　应设应急照明装置，同时考虑合适的安装位置，以保证人员安全离开实验室。

6.2.18　应配备足够的固定电源插座，避免多台设备使用共同的电源插座。应有可靠的接地系统，应在关键节点安装漏电保护装置或监测报警装置。

6.2.19　应满足实验室所需用水。

6.2.20　给水管道应设置倒流防止器或其他有效的防止回流污染的装置；给排水系统应不渗漏，下水应有防回流设计。

6.2.21　应配备适用的应急器材，如消防器材、意外事故处理器材、急救器材等。

6.2.22　应配备适用的通讯设备。

6.2.23　必要时，可配备适当的消毒、灭菌设备。

6.3　BSL-2实验室

6.3.1　普通型BSL-2实验室

6.3.1.1　适用时，应符合6.2的要求。

6.3.1.2　实验室主入口的门、放置生物安全柜实验间的门应可自动关闭；实验室主入口的门应有进入控制措施。

6.3.1.3　实验室工作区域外应有存放备用物品的条件。

6.3.1.4　应在实验室或其所在的建筑内配备压力蒸汽灭菌器或其他适当的消毒、灭菌设备，所配备的消毒、灭菌设备应以风险评估为依据。

6.3.1.5　应在实验室工作区配备洗眼装置，必要时，应在每个工作间配备洗眼装置。

6.3.1.6　应在操作病原微生物及样本的实验区内配备二级生物安全柜。

6.3.1.7　应按产品的设计、使用说明书的要求安装和使用生物安全柜。

6.3.1.8　如果使用管道排风的生物安全柜，应通过独立于建筑物其他公共通风系统的管道排出。

6.3.1.9　实验室入口应有生物危害标识，出口应有逃生发光指示标识。

6.3.2　加强型BSL-2实验室

6.3.2.1　适用时，应符合6.3.1的要求。

6.3.2.2　加强型BSL-2实验室应包含缓冲间和核心工作间。

6.3.2.3　缓冲间可兼作防护服更换间。必要时，可设置准备间和洗消间等。

6.3.2.4 缓冲间的门宜能互锁。如果使用互锁门，应在互锁门的附近设置紧急手动互锁解除开关。

6.3.2.5 实验室应设洗手池；水龙头开关应为非手动式，宜设置在靠近出口处。

6.3.2.6 采用机械通风系统，送风口和排风口应采取防雨、防风、防杂物、防昆虫及其他动物的措施，送风口应远离污染源和排风口。排风系统应使用高效空气过滤器。

6.3.2.7 核心工作间内送风口和排风口的布置应符合定向气流的原则，利于减少房间内的涡流和气流死角。

6.3.2.8 核心工作间气压相对于相邻区域应为负压，压差宜不低于 10Pa。在核心工作间入口的显著位置，应安装显示房间负压状况的压力显示装置。

6.3.2.9 应通过自动控制措施保证实验室压力及压力梯度的稳定性，并可对异常情况报警。

6.3.2.10 实验室的排风应与送风连锁，排风先于送风开启，后于送风关闭。

6.3.2.11 实验室应有措施防止产生对人员有害的异常压力，围护结构应能承受送风机或排风机异常时导致的空气压力载荷。

6.3.2.12 核心工作间温度 18~26℃，噪音应低于 68dB。

6.3.2.13 实验室内应配置压力蒸汽灭菌器，以及其他适用的消毒设备。

6.4 BSL-3 实验室

6.4.1 要求

适用时，应符合 6.3 的要求。

6.4.2 平面布局

6.4.2.1 实验室应在建筑物中自成隔离区或为独立建筑物，应有出入控制。

6.4.2.2 实验室应明确区分辅助工作区和防护区。防护区中直接从事高风险操作的工作间为核心工作间，人员应通过缓冲间进入核心工作间。

6.4.2.3 对于操作通常认为非经空气传播致病性生物因子的实验室，实验室辅助工作区应至少包括监控室和清洁衣物更换间；防护区应至少包括缓冲间及核心工作间。

6.4.2.4 对于可有效利用安全隔离装置（如：生物安全柜）操作常规量经空气传播致病性生物因子的实验室，实验室辅助工作区应至少包括监控室、清洁衣物更换间和淋浴间；防护区应至少包括防护服更换间、缓冲间及核心工作间。实验室核心工作间不宜直接与其他公共区域相邻。

6.4.2.5 可根据需要安装传递窗。如果安装传递窗，其结构承压力及密闭性应符合所在区域的要求，以保证围护结构的完整性，并应具备对传递窗内物品表面进行消毒的条件。

6.4.2.6 应充分考虑生物安全柜、双扉压力蒸汽灭菌器等大设备进出实验室的需要，实验室应设有尺寸足够的设备门。

6.4.3 围护结构

6.4.3.1 实验室宜按甲类建筑设防，耐火等级应符合相关标准要求。

6.4.3.2 实验室防护区内围护结构的内表面应光滑、耐腐蚀、不开裂、防水，所有缝隙和贯穿处的接缝都应可靠密封，应易清洁和消毒。

6.4.3.3 实验室防护区内的地面应防渗漏、完整、光洁、防滑、耐腐蚀、不起尘。

6.4.3.4 实验室内所有的门应可自动关闭，需要时，应设观察窗；门的开启方向不应妨碍逃生。

6.4.3.5 实验室内所有窗户应为密闭窗，玻璃应耐撞击、防破碎。

6.4.3.6 实验室及设备间的高度应满足设备的安装要求，应有维修和清洁空间。

6.4.3.7 实验室防护区的顶棚上不得设置检修口等。

6.4.3.8 在通风系统正常运行状态下，采用烟雾测试法检查实验室防护区内围护结构的严密性时，所有缝隙应无可见泄漏。

6.4.4 通风空调系统

6.4.4.1 应安装独立的实验室送排风系统，确保在实验室运行时气流由低风险区向高风险区流动，同时确保实验室空气通过 HEPA 过滤器过滤后排出室外。

6.4.4.2 实验室空调系统的设计应充分考虑生物安全柜、离心机、二氧化碳培养箱、冰箱、压力蒸汽灭菌器、紧急喷淋装置等设备的冷、热、湿负荷。

6.4.4.3 实验室防护区房间内送风口和排风口的布置应符合定向气流的原则，利于减少房间内的涡流和气流死角；送排风应不影响其他设备的正常功能，在生物安全柜操作面或其他有气溶胶发生地点的上方不得设送风口。

6.4.4.4 不得循环使用实验室防护区排出的空气，不得在实验室防护区内安装分体空调等在室内循环处理空气的设备。

6.4.4.5 应按产品的设计要求和使用说明安装生物安全柜和其排风管道系统。

6.4.4.6 实验室的送风应经过初效、中效过滤器和 HEPA 过滤器过滤。

6.4.4.7 实验室防护区室外排风口应设置在主导风的下风向，与新风口的直线距离应大于12m，并应高于所在建筑的屋面2m以上，应有防风、防雨、防鼠、防虫设计，但不应影响气体向上空排放。

6.4.4.8 HEPA 过滤器的安装位置应尽可能靠近送风管道（在实验室内的送风口端）和排风管道（在实验室内的排风口端）。

6.4.4.9 应可以在原位对排风 HEPA 过滤器进行消毒和检漏。

6.4.4.10 如在实验室防护区外使用高效过滤器单元，其结构应牢固，应能承受2500Pa 的压力；高效过滤器单元的整体密封性应达到在关闭所有通路并维持腔室内的温度稳定的条件下，若使空气压力维持在1000Pa 时，腔室内每分钟泄漏的空气量应不超过腔室净容积的0.1%。

6.4.4.11 应在实验室防护区送风和排风管道的关键节点安装密闭阀，必要时，可完全关闭。

6.4.4.12 实验室的排风管道应采用耐腐蚀、耐老化、不吸水的材料制作，宜使用不锈钢管道。密闭阀与实验室防护区相通的送风管道和排风管道应牢固、气密、易消毒，管道的密封性应达到在关闭所有通路并维持管道内的温度稳定的条件下，若使空气压力维持在 500Pa 时，管道内每分钟泄漏的空气量应不超过管道内净容积的 0.2%。

6.4.4.13　排风机应一用一备。应尽可能减少排风机后排风管道正压段的长度，该段管道不应穿过其他房间。

6.4.5　供水与供气系统

6.4.5.1　应在实验室防护区靠近实验间出口处设置非手动洗手设施；如果实验室不具备供水条件，应设非手动手消毒装置。

6.4.5.2　应在实验室的给水与市政给水系统之间设防回流装置或其他有效的防止倒流污染的装置，且这些装置应设置在防护区外，宜设置在防护区围护结构的边界处。

6.4.5.3　进出实验室的液体和气体管道系统应牢固、不渗漏、防锈、耐压、耐温（冷或热）、耐腐蚀。应有足够的空间清洁、维护和维修实验室内暴露的管道，应在关键节点安装截止阀、防回流装置或 HEPA 过滤器等。

6.4.5.4　如果有供气（液）罐等，应放在实验室防护区外易更换和维护的位置，安装牢固，不应将不相容的气体或液体放在一起。

6.4.5.5　如果有真空装置，应有防止真空装置的内部被污染的措施；不应将真空装置安装在实验场所之外。

6.4.6　污物处理及消毒系统

6.4.6.1　应在实验室防护区内设置符合生物安全要求的压力蒸汽灭菌器。宜安装生物安全型的双扉压力蒸汽灭菌器，其主体应安装在易维护的位置，与围护结构的连接之处应可靠密封。

6.4.6.2　对实验室防护区内不能使用压力蒸汽灭菌的物品应有其他消毒、灭菌措施。

6.4.6.3　压力蒸汽灭菌器的安装位置不应影响生物安全柜等安全隔离装置的气流。

6.4.6.4　可根据需要设置传递物品的渡槽。如果设置传递物品的渡槽，应使用强度符合要求的耐腐蚀性材料，并方便更换消毒液；渡槽与围护结构的连接之处应可靠密封。

6.4.6.5　地面液体收集系统应有防液体回流的装置。

6.4.6.6　进出实验室的液体和气体管道系统应牢固、不渗漏、防锈、耐压、耐温（冷或热）、耐腐蚀。排水管道宜明设，并应有足够的空间清洁、维护和维修实验室内暴露的管道。在发生意外的情况下，为减少污染范围，利于设备的检修和维护，应在关键节点安装截止阀。

6.4.6.7　实验室防护区内如果有下水系统，应与建筑物的下水系统完全隔离；下水应直接通向本实验室专用的污水处理系统。

6.4.6.8　所有下水管道应有足够的倾斜度和排量，确保管道内不存水；管道的关键节点应按需要安装防回流装置、存水弯（深度应适用于空气压差的变化）或密闭阀门等；下水系统应符合相应的耐压、耐热、耐化学腐蚀的要求，安装牢固，无泄漏，便于维护、清洁和检查。

6.4.6.9 实验室排水系统应单独设置通气口，通气口应设 HEPA 过滤器或其他可靠的消毒装置，同时应保证通气口处通风良好。如通气口设置 HEPA 过滤器，则应可以在原位对 HEPA 过滤器进行消毒和检漏。

6.4.6.10 实验室应以风险评估为依据，确定实验室防护区污水（包括污物）的消毒方法；应对消毒效果进行监测，确保每次消毒的效果。

6.4.6.11 实验室辅助区的污水应经处理达标后方可排放市政管网处。

6.4.6.12 应具备对实验室防护区、设施设备及与其直接相通的管道进行消毒的条件。

6.4.6.13 应在实验室防护区可能发生生物污染的区域（如生物安全柜、离心机附近等）配备便携的消毒装置，同时应备有足够的适用消毒剂。当发生意外时，及时进行消毒处理。

6.4.7 电力供应系统

6.4.7.1 电力供应应按一级负荷供电，满足实验室的用电要求，并应有冗余。

6.4.7.2 生物安全柜、送风机和排风机、照明、自控系统、监视和报警系统等应配备不间断备用电源，电力供应至少维持 30 分钟。

6.4.7.3 应在实验室辅助工作区安全的位置设置专用配电箱，其放置位置应考虑人员误操作的风险、恶意破坏的风险及受潮湿、水灾侵害等风险。

6.4.8 照明系统

6.4.8.1 实验室核心工作间的照度应不低于 350lx，其他区域的照度应不低于 200lx，宜采用吸顶式密闭防水洁净照明灯。

6.4.8.2 应避免过强的光线和光反射。

6.4.8.3 应设应急照明系统以及紧急发光疏散指示标识。

6.4.9 自控、监视与报警系统

6.4.9.1 实验室自动化控制系统应由计算机中央控制系统、通讯控制器和现场执行控制器等组成。应具备自动控制和手动控制的功能，应急手动应有优先控制权，且应具备硬件联锁功能。

6.4.9.2 实验室自动化控制系统应保证实验室防护区内定向气流的正确及压力压差的稳定。

6.4.9.3 实验室通风系统联锁控制程序应先启动排风，后启动送风；关闭时，应先关闭送风及密闭阀，后关排风及密闭阀。

6.4.9.4 通风系统应与Ⅱ级 B 型生物安全柜、排风柜（罩）等局部排风设备连锁控制，确保实验室稳定运行，并在实验室通风系统开启和关闭过程中保持有序的压力梯度。

6.4.9.5 当排风系统出现故障时，应先将送风机关闭，待备用排风机启动后，再启动送风机，避免实验室出现正压。

6.4.9.6　当送风系统出现故障时，应有效控制实验室负压在可接受范围内，避免影响实验室人员安全、生物安全柜等安全隔离装置的正常运行和围护结构的安全。

6.4.9.7　应能够连续监测送排风系统 HEPA 过滤器的阻力。

6.4.9.8　应在有压力控制要求的房间入口的显著位置，安装显示房间压力的装置。

6.4.9.9　中央控制系统应可以实时监控、记录和存储实验室防护区内压力、压力梯度、温度、湿度等有控制要求的参数，以及排风机、送风机等关键设施设备的运行状态、电力供应的当前状态等。应设置历史记录档案系统，以便随时查看历史记录，历史记录数据宜以趋势曲线结合文本记录的方式表达。

6.4.9.10　中央控制系统的信号采集间隔时间应不超过 1 分钟，各参数应易于区分和识别。

6.4.9.11　实验室自控系统报警应分为一般报警和紧急报警。一般报警为过滤器阻力的增大、温湿度偏离正常值等，暂时不影响安全，实验活动可持续进行的报警；紧急报警指实验室出现正压、压力梯度持续丧失、风机切换失败、停电、火灾等，对安全有影响，应终止实验活动的报警。一般报警应为显示报警，紧急报警应为声光报警和显示报警，可以向实验室内外人员同时显示紧急警报，应在核心工作间内设置紧急报警按钮。

6.4.9.12　核心工作间的缓冲间的入口处应有指示核心工作间工作状态的装置，必要时，设置限制进入核心工作间的连锁机制。

6.4.9.13　实验室应设电视监控，在关键部位设置摄像机，可实时监视并录制实验室活动情况和实验室周围情况。监视设备应有足够的分辨率和影像存储容量。

6.4.10　实验室通讯系统

6.4.10.1　实验室防护区内应设置向外部传输资料和数据的传真机或其他电子设备。

6.4.10.2　监控室和实验室内应安装语音通讯系统。如果安装对讲系统，宜采用向内通话受控、向外通话非受控的选择性通话方式。

6.4.11　实验室门禁管理系统

6.4.11.1　实验室应有门禁管理系统，应保证只有获得授权的人员才能进入实验室，并能够记录人员出入。

6.4.11.2　实验室应设门互锁系统，应在互锁门的附近设置紧急手动解除互锁开关，需要时，可立即解除门的互锁。

6.4.11.3　当出现紧急情况时，所有设置互锁功能的门应能处于可开启状态。

6.4.12　参数要求

6.4.12.1　实验室的围护结构应能承受送风机或排风机异常时导致的空气压力载荷。

6.4.12.2　适用于 4.2.4 a) 实验室，其核心工作间的气压（负压）与室外大气压的压差值应不小于 30Pa，与相邻区域的压差（负压）应不小于 10Pa；对于可有效利用安全隔离装置操作常规量经空气传播致病性生物因子的实验室，其核心工作间的气压（负压）与室外大气压的压差值应不小于40Pa，与相邻区域的压差（负压）应不小于15Pa。

6.4.12.3　实验室防护区各房间的最小换气次数应不小于12次/小时。

6.4.12.4　实验室的温度宜控制在18～26℃范围内。

6.4.12.5　正常情况下，实验室的相对湿度宜控制在30%～70%范围内；消毒状态下，实验室的相对湿度应能满足消毒的技术要求。

6.4.12.6　在安全柜开启情况下，核心工作间的噪声应不大于68dB。

6.4.12.7　实验室防护区的静态洁净度应不低于8级水平。

6.5　BSL-4实验室

6.5.1　类型

6.5.1.1　BSL-4实验室分为正压服型实验室和安全柜型实验室。

6.5.1.2　在安全柜型实验室中，所有微生物的操作均在Ⅲ级生物安全柜中进行。在正压服型实验室中，工作人员应穿着配有生命支持系统的正压防护服。

6.5.1.3　适用时，应符合6.4的要求。

6.5.2　平面布局

6.5.2.1　实验室应在建筑物中自成隔离区或为独立建筑物，应有出入控制。

6.5.2.2　BSL-4实验室防护区应至少包括核心工作间、缓冲间、外防护服更换间等，外防护服更换间应为气锁，辅助工作区应包括监控室、清洁衣物更换间等。

6.5.2.3　正压服型BSL-4实验室的防护区应包括核心工作间、化学淋浴间、外防护服更换间等，化学淋浴间应为气锁，可兼作缓冲间，辅助工作区应包括监控室、清洁衣物更换间等。

6.5.3　围护结构

6.5.3.1　实验室防护区的围护结构应尽量远离建筑外墙。

6.5.3.2　实验室的核心工作间应尽可能设置在防护区的中部。

6.5.3.3　实验室防护区围护结构的气密性应达到在关闭受测房间所有通路并保持房间内温度稳定的条件下，当房间内的空气压力上升到500Pa后，20分钟内自然衰减的气压小于250Pa。

6.5.3.4　可根据需要安装传递窗。如果安装传递窗，其结构承压力及密闭性应符合所在区域的要求；需要时，应配备符合气锁要求并具备消毒条件的传递窗。

6.5.4　通风空调系统

6.5.4.1　实验室的排风应经过两级HEPA过滤器处理后排放。

6.5.4.2　应可以在原位对送、排风HEPA过滤器进行消毒和检漏。

6.5.5　生命支持系统

6.5.5.1　正压服型实验室应同时配备紧急支援气罐，紧急支援气罐的供气时间应不少于60分钟/人。

6.5.5.2　生命支持系统应有不间断备用电源，连续供电时间应不少于60分钟。

6.5.5.3 供呼吸使用的气体的压力、流量、含氧量、温度、湿度、有害物质的含量等应符合职业安全的要求。

6.5.5.4 生命支持系统应具备必要的报警装置。

6.5.5.5 根据工作情况，进入实验室的工作人员配备满足工作需要的合体的正压防护服，实验室应配备正压防护服检漏器具和维修工具。

6.5.6 污物处理及消毒系统

6.5.6.1 应在实验室的核心工作间内配备生物安全型压力蒸汽灭菌器；如果配备双扉压力蒸汽灭菌器，其主体所在房间的室内气压应为负压，并应设在实验室防护区内易更换和维护的位置。

6.5.6.2 化学淋浴消毒装置应在无电力供应的情况下仍可以使用，消毒液储存器的容量应满足所有情况下对消毒使用量的需求。

6.5.6.3 实验室防护区内所有需要运出实验室的物品或其包装的表面应经过可靠灭菌，符合安全要求。

6.5.7 参数要求

6.5.7.1 实验室防护区内所有区域的室内气压应为负压，实验室核心工作间的气压（负压）与室外大气压的压差值应不小于60Pa，与相邻区域的压差（负压）应不小于25Pa。

6.5.7.2 安全柜型实验室应在Ⅲ级生物安全柜或相当的安全隔离装置内操作致病性生物因子；同时应具备与安全隔离装置配套的物品传递设备以及生物安全型压力蒸汽灭菌器。

6.6 动物实验室

6.6.1 ABSL－1实验室

6.6.1.1 实验室选址、设计和建造应符合国家和地方建设规划、生物安全、环境保护和建筑技术规范等规定和要求。

6.6.1.2 围护结构的空间配置、强度要求等应与所饲养的动物种类相适应。

6.6.1.3 动物饲养环境与设施条件应符合实验动物微生物等级要求。

6.6.1.4 实验室应分为动物饲养间和实验操作间等部分，必要时，应具备动物检疫室。

6.6.1.5 动物饲养间和实验操作间的室内气压相对外环境宜为负压，不得循环使用动物实验室排出的空气。

6.6.1.6 如果安装窗户，所有窗户应密闭；需要时，窗户外部应装防护网。

6.6.1.7 实验室应与建筑物内的其他区域相对隔离或独立。

6.6.1.8 实验室的门应有可视窗，应安装为向里开启。

6.6.1.9 门应能够自动关闭，需要时，可以上锁。

6.6.1.10 实验室的工作表面应能良好防水和易于消毒。如果有地面液体收集系统，应设防液体回流装置，存水弯应有足够的深度。

6.6.1.11 应设置洗手池或手消毒装置，宜设置在出口处。

6.6.1.12　应设置适合、良好的实验动物饲养笼具或护栏，防止动物逃逸、损毁；应可以对动物笼具进行清洗和消毒。

6.6.1.13　饲养笼具除考虑安全要求外还应考虑对动物福利的要求。

6.6.1.14　动物尸体及相关废物的处置设施和设备应符合国家相关规定的要求。

6.6.1.15　动物尸体及组织应做无害化处理，废物应彻底灭菌后方可排出。

6.6.1.16　实验室应具备常用个人防护物品，如防动物面罩等；动物解剖等特殊防护用品，如防切割手套等。

6.6.2　ABSL－2 实验室

6.6.2.1　适用时，应符合 6.3 和 6.6.1 的要求。

6.6.2.2　动物饲养间和实验操作间应在出入口处设置缓冲间。

6.6.2.3　应设置非手动洗手装置或手消毒装置，宜设置在出口处。

6.6.2.4　应在实验室或其邻近区域配备压力蒸汽灭菌器。

6.6.2.5　送风应经 HEPA 过滤器过滤后进入实验室。

6.6.2.6　实验室功能上分为能有效利用安全隔离装置控制病原微生物的实验室和不能有效利用安全隔离装置控制病原微生物的实验室。

6.6.2.7　从事可能产生有害气溶胶的动物实验活动应在能有效利用安全隔离装置控制病原微生物的实验室内进行；排气应经 HEPA 过滤器过滤后排出。

6.6.2.8　动物饲养间和实验操作间的室内气压相对外环境应为负压，气体应直接排放到其所在的建筑物外。

6.6.2.9　适用时，如大量动物实验、病原微生物致病性较强、传播力较大、动物可能增强病原毒力或毒力回复时的活动，宜在能有效利用安全隔离装置控制病原微生物的实验室内进行；排气应经 HEPA 过滤器过滤后排出。

6.6.2.10　当不能满足 6.6.2.9 时或在不能有效利用安全隔离装置控制病原微生物的实验室进行一般感染性动物实验时，应使用 HEPA 过滤器过滤动物饲养间排出的气体。

6.6.2.11　实验室防护区室外排风口应设置在主导风的下风向，与新风口的直线距离应大于 12 m，并应高于所在建筑的屋面 2m 以上，应有防风、防雨、防鼠、防虫设计，但不影响气体向上空排放。

6.6.2.12　污水、污物等应消毒处理，并应对消毒效果进行检测，以确保达到排放要求。

6.6.2.13　实验室应提供有效的、两种以上的消毒、灭菌方法。

6.6.3　ABSL－3 实验室

6.6.3.1　适用时，应符合 6.6.2 的要求。

6.6.3.2　根据动物物种和病原危害程度要求，应在实验室防护区设淋浴间，需要时，应设置强制淋浴装置。

6.6.3.3　必要时，实验室应设置动物准备间、动物传递窗、动物走廊。

6.6.3.4　动物饲养间和实验操作间属于核心工作间。入口和出口，均应设置缓

·冲间。

6.6.3.5　动物饲养间和实验操作间应尽可能设在整个实验室的中心部位，不应直接与其他公共区域相邻。

6.6.3.6　动物饲养间和动物操作间应安装监视设备和通讯设备。

6.6.3.7　适用于 4.2.4 b）实验室的防护区应至少包括淋浴间、防护服更换间、缓冲间及核心工作间。核心工作间应包括动物饲养间和实验操作间，如解剖间。

6.6.3.8　当不能有效利用安全隔离装置饲养动物时，应根据进一步的风险评估确定实验室的生物安全防护要求。

6.6.3.9　适用于 4.2.4 a）和 4.2.4 b）的核心工作间气压（负压）与室外大气压的压差值应不小于 60Pa，与相邻区域的压差（负压）应不低于 15Pa。

6.6.3.10　适用于 4.2.4 c）的核心工作间（动物饲养间和实验操作间）的缓冲间应为气锁，并具备能有效控制的防护服或传递物品的表面进行消毒的条件。

6.6.3.11　适用于 4.2.4 c）的核心工作间（动物饲养间和实验操作间），应有严格限制进入的门禁措施。

6.6.3.12　适用于 4.2.4 c）的核心工作间（动物饲养间和实验操作间），应可以在原位送风 HEPA 过滤器进行消毒和检漏；应根据风险评估的结果，确定动物饲养间排风是否需要经过两级 HEPA 过滤器的过滤。

6.6.3.13　适用于 4.2.4 c）的核心工作间（动物饲养间和实验操作间）的气压（负压）与室外大气压的压差值应不小于 80Pa，与相邻区域的压差（负压）应不低于 25Pa。

6.6.3.14　适用于 4.2.4 c）的核心工作间（动物饲养间和实验操作间）及其缓冲间的气密性应达到在关闭受测房间所有通路并维持房间内的温度在设计范围上限的条件下，若使空气压力维持在 250Pa 时，房间内每小时泄漏的空气量应不超过受测房间净容积的 10%。

6.6.3.15　送风机、排风机均一用一备。

6.6.3.16　实验室内应配备便携式消毒装置，并应备有足够的适用消毒剂，及时对污染进行处理。

6.6.3.17　应有对动物尸体和废物进行灭菌，对动物笼具进行清洁和消毒的装置，需要时，对所有物品或其包装的表面在运出实验室前进行清洁和消毒。

6.6.3.18　应在风险评估的基础上，适当处理防护区内淋浴间的污水，并应对消毒效果进行监测，以确保达到排放要求。

6.6.3.19　实验室应提供适合、优良的个人防护物品。可重复使用时，应能进行有效消毒。

6.6.4　ABSL-4 实验室

6.6.4.1　适用时，应符合 6.6.3 的要求。

6.6.4.2　淋浴间应设置强制淋浴装置。

6.6.4.3　根据实验活动和动物种类，实验室应提供良好的实验服和适合的个体防护装备。

6.6.4.4　动物饲养间的缓冲间应为气锁。

6.6.4.5　应有严格限制进入动物饲养间的门禁措施。

6.6.4.6　动物饲养间和实验操作间的气压（负压）与室外大气压的压差值应不小于100Pa；与相邻区域气压的压差（负压）应不低于25Pa。

6.6.4.7　动物饲养间和实验操作间及其缓冲间的气密性应达到在关闭受测房间所有通路并保持房间内温度稳定的条件下，当房间内的空气压力上升到500Pa后，20分钟内自然衰减的压力小于250Pa。

6.6.4.8　应有装置和技术对所有物品或其包装的表面在运出动物饲养间前进行清洁和消毒。

6.6.4.9　应有对动物尸体、组织、代谢物、标本及相关废物进行彻底消毒和灭菌的装备，应严格按相关要求进行处置。必要时，进行两次消毒、灭菌。

6.6.5　无脊椎动物实验室

6.6.5.1　根据动物种类危害和病原危害，防护水平应根据国家相关主管部门的规定和风险评估的结果确定。

6.6.5.2　实验室的建造、功能区分应充分考虑动物特性和实验活动，能重点实现控制动物本身的危害或可能从事病原感染的双重危害。

6.6.5.3　实验室应具备有效控制动物逃逸、藏匿等的防护装置。

6.6.5.4　从事节肢动物（特别是可飞行、快爬或跳跃的昆虫）的实验活动，应采取以下适用的措施（但不限于）：

a）应通过缓冲间进入动物饲养间或操作间，缓冲间内应配备适用的捕虫器和灭虫剂；

b）应在所有关键的可开启的门窗、所有通风管道的关键节点安装防节肢动物逃逸的纱网；

c）应在不同区域饲养、操作未感染和已感染节肢动物；

d）应具备动物饲养间或操作间、缓冲间密闭和进行整体消毒的条件；应设喷雾式杀虫装置；

e）应设制冷温装置，需要时，可以通过减低温度及时降低动物的活动能力；

f）应有机制或装置确保水槽和存水弯管等设备内的液体或消毒液不干涸；

g）应配备消毒、灭菌设备和技术，能对所有实验后废弃动物、尸体、废物进行彻底消毒、灭菌处理；

h）应有机制监测和记录会飞、爬、跳跃的节肢动物幼虫和成虫的数量；

i）应配备适用于放置装蜱螨容器的油碟；应具备操作已感染或潜在感染的节肢动物的低温盘；

j）应具备带双层网的笼具以饲养或观察已感染或潜在感染的逃逸能力强的节肢动物；

k）应具备适用的生物安全柜或相当的安全隔离装置以操作已感染或潜在感染的节

肢动物；

1）应设置高清晰监视器和通讯设备，动态监控动物的活动。

7 实验室生物安全管理要求

7.1 管理体系

7.1.1 实验室设立单位应有明确的法律地位，生物安全三级、四级实验室应具有从事相关活动的资格。

7.1.2 实验室的设立单位应成立生物安全委员会及实验动物使用管理委员会（适用时），负责组织专家对实验室的设立和运行进行监督、咨询、指导、评估（包括实验室运行的生物安全风险评估和实验室生物安全事故的处置）。

7.1.3 实验室设立单位的法定代表人负责本单位实验室的生物安全管理，建立生物安全管理体系，落实生物安全管理责任部门或责任人；定期召开生物安全管理会议，对实验室生物安全相关的重大事项做出决策；批准和发布实验室生物安全管理体系文件。

7.1.4 实验室生物安全管理责任部门负责组织制定和修订实验室生物安全管理体系文件；对实验项目进行审查和风险控制措施的评估；负责实验室工作人员的健康监测的管理；组织生物安全培训与考核，并评估培训效果；监督生物安全管理体系的运行落实。

7.1.5 实验室负责人为实验室生物安全第一责任人，全面负责实验室生物安全工作。负责实验项目计划、方案和操作规程的审查；决定并授权人员进入实验室；负责实验室活动的管理；纠正违规行为并有权做出停止实验的决定。指定生物安全负责人，赋予其监督所有活动的职责和权力，包括制定、维持、监督实验室安全计划的责任，阻止不安全行为或活动的权力。

7.1.6 与实验室生物安全管理有关的关键职位均应指定职务代理人。

7.2 人员管理

7.2.1 实验室应配备足够的人力资源以满足实验室生物安全管理体系的有效运行，并明确相关部门和人员的职责。

7.2.2 实验室管理人员和工作人员应熟悉生物安全相关政策、法律、法规和技术规范，有适合的教育背景、工作经历，经过专业培训，能胜任所承担的工作；实验室管理人员还应具有评价、纠正和处置违反安全规定行为的能力。

7.2.3 建立工作人员准入及上岗考核制度，所有与实验活动相关的人员均应经过培训，经考核合格后取得相应的上岗资质；动物实验人员应持有有效实验动物上岗证及所从事动物实验操作专业培训证明。

7.2.4 实验室或者实验室的设立单位应每年定期对工作人员培训（包括岗前培训和在岗培训），并对培训效果进行评估。

7.2.5 从事高致病性病原微生物实验活动的人员应每半年进行一次培训，并记录培训及考核情况。

7.2.6 实验室应保证工作人员充分认识和理解所从事实验活动的风险，必要时，应签署知情同意书。

7.2.7　实验室工作人员应在身体状况良好的情况下进入实验区工作。若出现疾病、疲劳或其他不宜进行实验活动的情况，不应进入实验区。

7.2.8　实验室设立单位应该与具备感染科的综合医院建立合作机制，定期组织在医院进行工作人员体检，并进行健康评估，必要时，应进行预防接种。

7.2.9　实验室工作人员出现与其实验活动相关的感染临床症状或者体征时，实验室负责人应及时向上级主管部门和负责人报告，立即启动实验室感染应急预案。由专车、专人陪同前往定点医疗机构就诊。并向就诊医院告知其所接触病原微生物的种类和危害程度。

7.2.10　应建立实验室人员（包括实验、管理和维保人员）的技术档案、健康档案和培训档案，定期评估实验室人员承担相应工作任务的能力；临时参与实验活动的外单位人员应有相应记录。

7.2.11　实验室人员的健康档案应包括但不限于：

a）岗位风险说明及知情同意书（必要时）；

b）本底血清样本或特定病原的免疫功能相关记录；

c）预防免疫记录（适用时）；

d）健康体检报告；

e）职业感染和职业禁忌证等资料；

f）与实验室安全相关的意外事件、事故报告等。

7.3　菌（毒）种及感染性样本的管理

7.3.1　实验室菌（毒）种及感染性样本保存、使用管理，应依据国家生物安全的有关法规，制定选择、购买、采集、包装、运输、转运、接收、查验、使用、处置和保藏的政策和程序。

7.3.2　实验室应有 2 名工作人员负责菌（毒）种及感染性样本的管理。

7.3.3　实验室应具备菌（毒）种及感染性样本适宜的保存区域和设备。

7.3.4　保存区域应有消防、防盗、监控、报警、通风和温湿度监测与控制等设施；保存设备应有防盗和温度监测与控制措施。高致病性病原微生物菌（毒）种及感染性样本的保存应实行双人双锁。

7.3.5　保存区域应有菌（毒）种及感染性样本检查、交接、包装的场所和生物安全柜等设备。

7.3.6　保存菌（毒）种及感染性样本容器的材质、质量应符合安全要求，不易破碎、爆裂、泄露。

7.3.7　保存容器上应有牢固的标签或标识，标明菌（毒）种及感染性样本的编号、日期等信息。

7.3.8　菌（毒）种及感染性样本在使用过程中应有专人负责，入库、出库及销毁应记录并存档。

7.3.9　实验室应当将在研究、教学、检测、诊断、生产等实验活动中获得的有保存价值的各类菌（毒）种或感染性样本送交保藏机构进行鉴定和保藏。

7.3.10　高致病性病原微生物相关实验活动结束后，应当在 6 个月内将菌（毒）种或感染性样本就地销毁或者送交保藏机构保藏。

7.3.11　销毁高致病性病原微生物菌（毒）种或感染性样本时应采用安全可靠的方法，并应当对所用方法进行可靠性验证。销毁工作应当在与拟销毁菌（毒）种相适应的生物安全实验室内进行，由两人共同操作，并应当对销毁过程进行严格监督和记录。

7.3.12　病原微生物菌（毒）种或感染性样本的保存应符合国家有关保密要求。

7.4　设施设备运行维护管理

7.4.1　实验室应有对设施设备（包括个体防护装备）管理的政策和运行维护保养程序，包括设施设备性能指标的监控、日常巡检、安全检查、定期校准和检定、定期维护保养等。

7.4.2　实验室设施设备性能指标应达到国家相关标准的要求和实验室使用的要求。

7.4.3　设施设备应由经过授权的人员操作和维护。

7.4.4　设施设备维护、修理、报废等需移出实验室，移出前应先进行消毒去污染。

7.4.5　如果使用防护口罩、防护面罩等个体呼吸防护装备，应做个体适配性测试。

7.4.6　应依据制造商的建议和使用说明书使用和维护实验室设施设备，说明书应便于有关人员查阅。

7.4.7　应在设备显著部位标示其唯一编号、校准或验证日期、下次校准或验证日期、准用或停用状态。

7.4.8　应建立设施设备档案，内容应包括（但不限于）：

a）制造商名称、型式标识、系列号或其他唯一性标识；

b）验收标准及验收记录；

c）接收日期和启用日期；

d）接收时的状态（新品、使用过、修复过）；

e）当前位置；

f）制造商的使用说明或其存放处；

g）维护记录和年度维护计划；

h）校准（验证）记录和校准（验证）计划；

i）任何损坏、故障、改装或修理记录；

j）服务合同；

k）预计更换日期或使用寿命；

l）安全检查记录。

7.4.9　实验室所有设备、仪器，未经实验室负责人许可不得擅自移动。

7.4.10 实验室内的所有物品（包括仪器设备和实验室产品等），应经过消毒处理后方可移出该实验室。

7.4.11 实验室应在电力供应有保障、设施和设备运转正常情况下使用。

7.4.12 应实时监测实验室通风系统过滤器阻力，当影响到实验室正常运行时应及时更换。

7.4.13 生物安全柜、压力蒸汽灭菌器、动物隔离设备等应由具备相应资质的机构按照相应的检测规程进行检定。实验室应有专门的程序对服务机构及其服务进行评估并备案。

7.4.14 高效空气过滤器应由经过培训的专业人员进行更换，更换前应进行原位消毒，确认消毒合格后，按标准操作流程进行更换。新高效空气过滤器，应进行检漏，确认合格后方可使用。

7.4.15 应根据实验室使用情况对防护区进行消毒。

7.4.16 如安装紫外灯，应定期监测紫外灯的辐射强度。

7.4.17 应定期对压力蒸汽灭菌器等消毒、灭菌设备进行效果监测与验证。

7.5 实验室活动的管理

7.5.1 实验活动应依法开展，并符合有关主管部门的相关规定。

7.5.2 实验室的设立单位及其主管部门负责实验室日常活动的管理，承担建立健全安全管理的制度，检查、维护实验设施、设备，控制实验室感染的职责。

7.5.3 实验室应有计划、申请、批准、实施、监督和评估实验活动的制度和程序。

7.5.4 实验活动应在与其防护级别相适应的生物安全实验室内开展。

7.5.5 一级和二级生物安全实验室应当向设区的市级人民政府卫生计生主管部门备案；三级和四级生物安全实验室应当通过实验室国家认可，并向所在地的县（区）级人民政府环境保护主管部门和公安部门备案。

7.5.6 三级和四级生物安全实验室从事高致病性病原微生物实验活动，应取得国家卫生和计生行政主管部门颁发的《高致病性病原微生物实验室资格证书》。

7.5.7 取得《高致病性病原微生物实验室资格证书》的三级和四级生物安全实验室需要从事某种高致病性病原微生物或者疑似高致病性病原微生物实验活动的，还应当报省级以上卫生和计生行政主管部门批准。

7.5.8 二级生物安全实验室从事高致病性病原微生物实验室活动除应满足《人间传染的病原微生物名录》对实验室防护级别的要求外还应向省级卫生和计生行政主管部门申请。

7.5.9 实验室使用我国境内未曾发现的高致病性病原微生物菌（毒）种或样本和已经消灭的病原微生物菌（毒）种或样本、《人间传染的病原微生物名录》规定的第一类病原微生物菌（毒）种或样本，或国家卫生和计划生育委员会规定的其他菌（毒）种或样本，应当经国家卫生和计划生育委员会批准；使用其他高致病性菌（毒）种或样本，应当经省级人民政府卫生计生行政主管部门批准；使用第三、四类病原微生物菌（毒）种或样本，应当经实验室所在法人机构批准。

7.5.10　实验活动应当严格按照实验室技术规范、操作规程进行。实验室负责人应当指定专人监督检查实验活动。

7.5.11　从事高致病性病原微生物相关实验活动应当有2名以上的工作人员共同进行。从事高致病性病原微生物相关实验活动的实验室工作人员或者其他有关人员，应当经实验室负责人批准。

7.5.12　在同一个实验室的同一个独立安全区域内，只能同时从事一种高致病性病原微生物的相关实验活动。

7.5.13　实验室应当建立实验档案，记录实验室使用情况和安全监督情况。实验室从事高致病性病原微生物相关实验活动的实验档案保存期不得少于20年。

7.6　生物安全监督检查

7.6.1　实验室的设立单位及其主管部门应当加强对实验室日常活动的管理，定期对有关生物安全规定的落实情况进行检查。

7.6.2　实验室应建立日常监督、定期自查和管理评审制度，及时消除隐患，以保证实验室生物安全管理体系有效运行，每年应至少系统性地检查一次，对关键控制点可根据风险评估报告适当增加检查频率。

7.6.3　实验室应制定监督检查计划，应将高致病性病原微生物菌（毒）种和样本的操作、菌（毒）种及样本保管、实验室操作规范、实验室行为规范、废物处理等作为监督的重点，同时检查风险控制措施的有效性，包括对实验人员的操作、设备的使用、新方法的引入以及大量样本检测等内容。

7.6.4　对实验活动进行不定期监督检查，对影响安全的主要要素进行核查，以确保生物安全管理体系运行的有效性。

7.6.5　实验室监督检查的内容包括但不限于：

a）病原微生物菌（毒）种和样本操作的规范性；

b）菌（毒）种及样本保管的安全性；

c）设施设备的功能和状态；

d）报警系统的功能和状态；

e）应急装备的功能及状态；

f）消防装备的功能及状态；

g）危险物品的使用及存放安全；

h）废物处理及处置的安全；

i）人员能力及健康状态；

j）安全计划的实施；

k）实验室活动的运行状态；

l）不符合规定操作的及时纠正；

m）所需资源是否满足工作要求；

n）监督检查发现问题的整改情况。

7.6.6　为保证实验室生物安全监督检查工作的质量，应依据事先制定适用于不同工作领域的核查表实施。

7.6.7　当发现不符合规定的工作、发生事件或事故时，应立即查找原因并评估后果；必要时，停止工作。在监督检查过程中发现的问题要立即采取纠正措施，并监控所取得的效果，以确保所发现的问题得以有效解决。

7.7　消毒和灭菌

7.7.1　实验室应根据操作的病原微生物种类、污染的对象和污染程度等选择适宜的消毒和灭菌方法，以确保消毒效果。

7.7.2　实验室根据菌（毒）种、生物样本及其他感染性材料和污染物，可选用压力蒸汽灭菌方法或有效的化学消毒剂处理。实验室按规定要求做好消毒与灭菌效果监测。

7.7.3　实验使用过的防护服、一次性口罩、手套等应选用压力蒸汽灭菌方法处理。

7.7.4　医疗废物等应经压力蒸汽灭菌方法处理后再按相关实验室废物处置方法处理。

7.7.5　动物笼具可经化学消毒或压力蒸汽灭菌处理，局部可用消毒剂擦拭消毒处理。

7.7.6　实验仪器设备污染后可用消毒液擦拭消毒。必要时，可用环氧乙烷、甲醛熏蒸消毒。

7.7.7　生物安全柜、工作台面等在每次实验前后可用消毒液擦拭消毒。

7.7.8　污染地面可用消毒剂喷洒或擦拭消毒处理。

7.7.9　感染性物质等溢洒后，应立即使用有效消毒剂处理。

7.7.10　实验人员需要进行手消毒时，应使用消毒剂擦拭或浸泡消毒，再用肥皂洗手、流水冲洗。

7.7.11　选用的消毒剂、消毒器械应符合国家相关规定。

7.7.12　实验室应确保消毒液的有效使用，应监测其浓度，应标注配制日期、有效期及配制人等。

7.7.13　实施消毒的工作人员应佩戴个体防护装备。

7.8　实验废物处置

7.8.1　实验室废物处理和处置的管理应符合国家或地方法规和标准的要求。

7.8.2　实验室废物处置应由专人负责。

7.8.3　实验室废物的处置应符合《医疗废物管理条例》的规定。实验室废物的最终处置应交由经当地环保部门资质认定的医疗废物处理单位集中处置。

7.8.4　实验室废物的处置应有书面记录，并存档。

7.9　实验室感染性物质运输

7.9.1　实验室应制定感染性及潜在感染性物质运输的规定和程序，包括在实验室内传递、实验室所在机构内部转运及机构外部的运输，应符合国家和国际规定的要求。

感染性物质的国际运输还应依据并遵守国家出入境的相关规定。

7.9.2　实验室应确保具有运输资质和能力的人员负责感染性及潜在感染性物质运输。

7.9.3　感染性及潜在感染性物质运输应以确保其属性、防止人员感染及环境污染的方式进行，并有可靠的安保措施。必要时，在运输过程中应备有个体防护装备及有效消毒剂。

7.9.4　感染性及潜在感染性物质应置于被证实和批准的具有防渗漏、防溢洒的容器中运输。

7.9.5　机构外部的运输，应按照国家、国际规定及标准使用具有防渗漏、防溢洒、防水、防破损、防外泄、耐高温、耐高压的三层包装系统，并应有规范的生物危险标签、标识、警告用语和提示用语等。

7.9.6　应建立并维持感染性及潜在感染性物质运输交接程序，交接文件至少包括其名称、性质、数量、交接时包装的状态、交接人、收发交接时间和地点等，确保运输过程可追溯。

7.9.7　感染性及潜在感染性物质的包装以及开启，应当在符合生物安全规定的场所中进行。运输前后均应检查包装的完整性，并核对感染性及潜在感染性物质的数量。

7.9.8　高致病性病原微生物菌（毒）种或样本的运输，应当按照国家有关规定进行审批。地面运输应有专人护送，护送人员不得少于两人。

7.9.9　应建立感染性及潜在感染性物质运输应急预案。运输过程中被盗、被抢、丢失、泄漏的，承运单位、护送人应当立即采取必要的处理和控制措施，并按规定向有关部门报告。

7.10　应急预案和意外事故的处置

7.10.1　实验室应制定应急预案和意外事故的处置程序，包括生物性、化学性、物理性、放射性等意外事故，以及火灾、水灾、冰冻、地震或人为破坏等突发紧急情况等。

7.10.2　应急预案应至少包括组织机构、应急原则、人员职责、应急通讯、个体防护、应对程序、应急设备、撤离计划和路线、污染源隔离和消毒、人员隔离和救治、现场隔离和控制、风险沟通等内容。

7.10.3　在制定的应急预案中应包括消防人员和其他紧急救助人员。在发生自然灾害时，应向救助人员告知实验室建筑内和/或附近建筑物的潜在风险，只有在受过训练的实验室工作人员的陪同下，其他人员才能进入相关区域。

7.10.4　应急预案应得到实验室设立单位管理层批准。实验室负责人应定期组织对预案进行评审和更新。

7.10.5　从事高致病性病原微生物相关实验活动的实验室制定的实验室感染应急预案应向所在地的省、自治区、直辖市卫生主管部门备案。

7.10.6　实验室应对所有人员进行培训，确保人员熟悉应急预案。每年应至少组织所有实验室人员进行一次演练。

7.10.7　实验室应根据相关法规建立实验室事故报告制度。

7.10.8　实验室发生意外事故，工作人员应按照应急预案迅速采取控制措施，同时应按制度及时报告，任何人员不得瞒报。

7.10.9　事故现场紧急处理后，应及时记录事故发生过程和现场处置情况。

7.10.10　实验室负责人应及时对事故作出危害评估并提出下一步对策。对事故经过和事故原因、责任进行调查分析，形成书面报告。报告应包括事故的详细描述、原因分析、影响范围、预防类似事件发生的建议及改进措施。所有事故报告应形成档案文件并存档。

7.10.11　事故报告应经所在机构管理层、生物安全委员会评估。

7.11　实验室生物安全保障

7.11.1　实验室设立单位应建立健全安全保卫制度，采取有效的安全措施，以防止病原微生物菌（毒）种及样本丢失、被窃、滥用、误用或有意释放。实验室发生高致病性病原微生物菌（毒）种或样本被盗、被抢、丢失、泄漏的，应当依照相关规定及时进行报告。

7.11.2　实验室设立单位根据实验室工作内容以及具体情况，进行风险评估，制定生物安全保障规划，进行安全保障培训；调查并纠正实验室生物安全保障工作中的违规情况。

7.11.3　从事高致病性病原微生物相关实验活动的实验室应向当地公安机关备案，接受公安机关对实验室安全保卫工作的监督指导。

7.11.4　应建立高致病性病原微生物实验活动的相关人员综合评估制度，考察上述人员在专业技能、身心健康状况等方面是否胜任相关工作。

7.11.5　建立严格的实验室人员出入管理制度。

7.11.6　适用时，应按照国家有关规定建立相应的保密制度。